À propos des NCCN Guidelines for Patients®

NCCN National Comprehensive Cancer Network®

AF877973

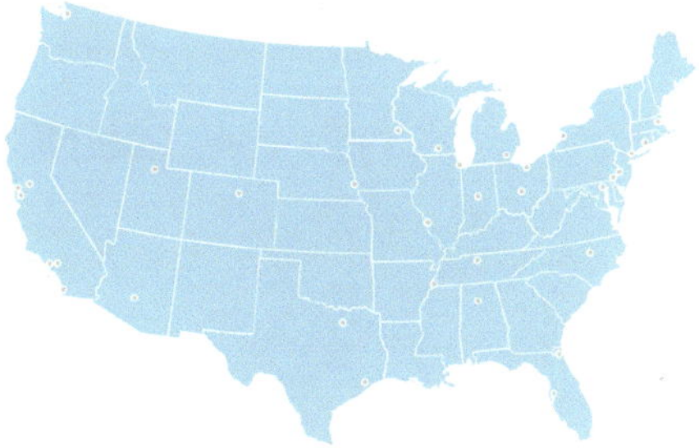

Saviez-vous que les meilleurs centres de lutte contre le cancer des États-Unis travaillent ensemble pour améliorer la prise en charge du cancer ? Cette alliance de centres de lutte contre le cancer de premier plan s'appelle le National Comprehensive Cancer Network® (NCCN®).

Les soins anticancéreux sont en constante évolution. Le NCCN élabore des recommandations en matière de prise en charge du cancer fondées sur des données probantes et utilisées par les professionnels de santé du monde entier. Ces recommandations fréquemment mises à jour constituent les NCCN Clinical Practice Guidelines in Oncology (NCCN Guidelines®). Les NCCN Guidelines for Patients expliquent clairement ces recommandations de spécialistes pour les personnes atteintes d'un cancer et les aidants.

Ces NCCN Guidelines for Patients sont basées sur les NCCN Clinical Practice Guidelines in Oncology (NCCN Guidelines®) consacrées au cancer bronchique à petites cellules, version 3.2024 — 11 juin 2024.

Consulter gratuitement en ligne les NCCN Guidelines for Patients
NCCN.org/patientguidelines

Trouver un centre de lutte contre le cancer du NCCN près de chez vous
NCCN.org/cancercenters

Retrouvez-nous sur les réseaux

Soutiens

NATIONAL COMPREHENSIVE CANCER NETWORK®
NCCN FOUNDATION
Guiding Treatment. Changing Lives.

Les NCCN Guidelines for Patients sont financées par la NCCN Foundation®

La NCCN Foundation tient à exprimer sa reconnaissance aux entreprises suivantes, qui ont contribué à la mise à disposition de ces NCCN Guidelines for Patients : AstraZeneca.

Le NCCN adapte, met à jour et héberge de manière indépendante les NCCN Guidelines for Patients. Les entreprises qui nous soutiennent ne participent pas à l'élaboration des NCCN Guidelines for Patients et ne sont pas responsables du contenu ni des recommandations qui y figurent.

Pour faire un don ou en savoir plus, consultez le site en ligne ou envoyez un e-mail à l'adresse suivante :

NCCNFoundation.org/donate

PatientGuidelines@NCCN.org

Table des matières

La NCCN Foundation vise à soutenir les millions de patients touchés par un diagnostic de cancer ainsi que leurs proches, en finançant et en distribuant les NCCN Guidelines for Patients. La NCCN Foundation s'engage également à faire progresser le traitement contre le cancer en finançant les médecins prometteurs américains, qui sont au cœur de l'innovation dans la recherche contre le cancer. Pour plus de détails et pour le catalogue complet des ressources destinées aux patients et aux aidants, rendez-vous sur NCCN.org/patients.

National Comprehensive Cancer Network (NCCN) et NCCN Foundation
3025 Chemical Road, Suite 100
Plymouth Meeting, PA 19462, États-Unis

1

Cancer bronchique à petites cellules : ce qu'il faut savoir

Le cancer bronchique à petites cellules se forme à partir des cellules qui tapissent l'intérieur des voies respiratoires pulmonaires. C'est un cancer qui peut être agressif et qui se développe rapidement. Ce chapitre présente les caractéristiques principales du cancer bronchique à petites cellules.

Qu'est-ce que le cancer du poumon ?

Les poumons sont les principaux organes du système respiratoire. Ils transmettent l'oxygène au sang et éliminent le dioxyde de carbone contenu dans le sang. La circulation de ces gaz vers l'intérieur et vers l'extérieur du corps constitue la respiration.

Les cancers du poumon se forment à partir des cellules qui tapissent les voies respiratoires pulmonaires. Ces voies respiratoires se composent des bronches, des bronchioles et des alvéoles.

Les cellules cancéreuses ne se comportent pas comme des cellules normales. Elles enfreignent les règles de la croissance cellulaire.

- Les cellules cancéreuses produisent un grand nombre de nouvelles cellules cancéreuses. De plus, elles ne meurent pas quand elles le devraient. Cette prolifération des cellules cancéreuses se transforme en une masse tissulaire appelée tumeur.
- Les cellules cancéreuses se développent de manière incontrôlée. Elles peuvent se développer au-delà des voies respiratoires, dans le tissu pulmonaire. Leur développement peut également dépasser la paroi du poumon et envahir d'autres parties du corps.
- Les cellules cancéreuses peuvent se détacher d'une tumeur et se propager. Elles peuvent pénétrer dans la circulation sanguine ou dans un liquide appelé lymphe et se propager à d'autres endroits.

Cette croissance cellulaire incontrôlée peut nuire à l'organisme. Les cellules cancéreuses supplantent les cellules normales. En l'absence d'un nombre suffisant de cellules normales, les

Les cellules du cancer bronchique à petites cellules apparaissent petites et bleues au microscope.

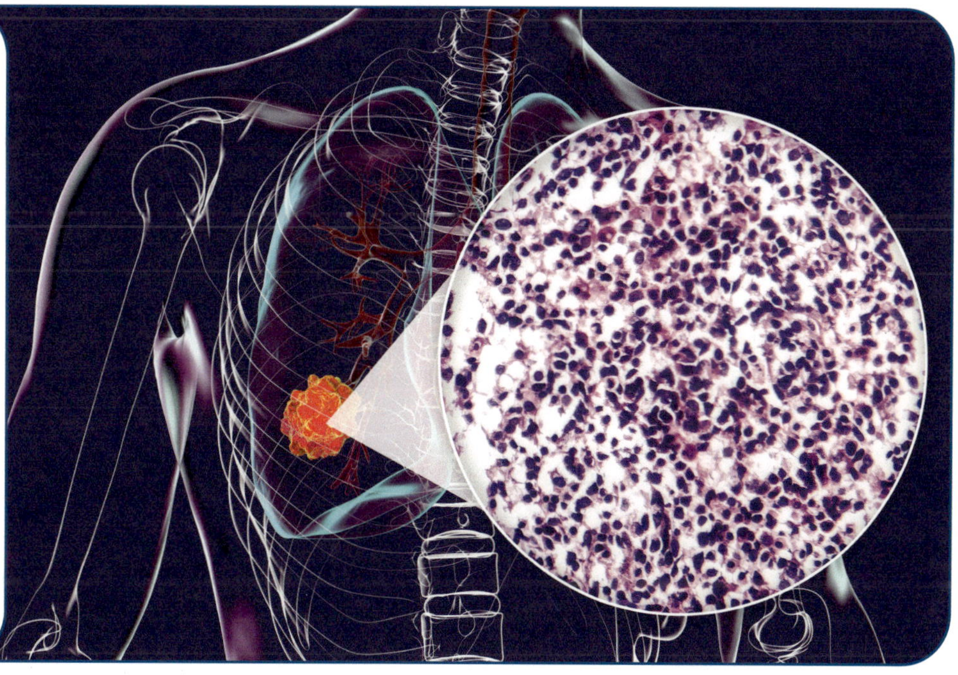

cellules cancéreuses peuvent provoquer l'arrêt du fonctionnement des organes.

Les scientifiques ont beaucoup appris sur le cancer. Par conséquent, les traitements actuels fonctionnent mieux que les anciens traitements. En outre, de nombreuses personnes atteintes d'un cancer ont le choix entre plusieurs traitements.

Les deux types de cancer du poumon les plus courants sont les suivants :

- Cancer du poumon non à petites cellules (CPNPC), subdivisé en plusieurs catégories :
  - Adénocarcinome
  - Carcinome à cellules squameuses
  - Carcinome adénosquameux
  - Carcinome à grandes cellules
  - Carcinome sarcomatoïde
- Cancer bronchique à petites cellules (CBPC), subdivisé en deux catégories :
  - Carcinome à petites cellules
  - Carcinome pulmonaire mixte (à petites et non à petites cellules)

Ces noms font référence à l'aspect des cellules au microscope. Les cellules du CBPC y apparaissent petites et bleues.

Parfois, les tumeurs pulmonaires contiennent à la fois des cellules de cancer bronchique à petites cellules et de cancer du poumon non à petites cellules. Ces tumeurs sont appelées carcinomes pulmonaires mixtes (à petites et non à petites cellules) et sont généralement traitées comme un cancer bronchique à petites cellules.

Le CBPC est beaucoup moins fréquent que le CPNPC. Il fait l'objet du présent ouvrage.

Le NCCN a publié une série d'ouvrages en deux parties sur le CPNPC, disponibles sur NCCN.org/patientguidelines et sur l'application NCCN Patient Guides for Cancer.

Quels sont les causes et les facteurs de risque ?

Le tabagisme est la principale cause du CBPC. Presque toutes les personnes atteintes d'un CBPC fument ou ont fumé. De nombreuses personnes atteintes d'un CBPC ont régulièrement fumé plus d'un paquet de cigarettes par jour.

Le tabagisme passif augmente également le risque de cancer du poumon. Le tabagisme passif est le fait d'inhaler une fumée secondaire expirée par une autre personne ou qui se dégage de la combustion de produits du tabac.

Bien que cela soit rare dans les pays occidentaux, il arrive que des personnes sans antécédents de tabagisme développent cette maladie.

Il existe d'autres causes inconnues de CBPC. Les chercheurs tentent encore de comprendre pourquoi certaines personnes qui fument ne développent jamais de cancer du poumon tandis que d'autres, qui n'ont jamais fumé, en sont atteintes. Le risque d'être atteint d'un CBPC est plus élevé en présence des caractéristiques suivantes :

- Plus de 70 ans
- Radiothérapie antérieure au niveau du thorax
- Exposition à des produits chimiques cancérigènes (carcinogènes), tels que le radon et l'amiante

Si vous ne fumez pas, ne commencez pas. Si vous fumez, arrêtez. Le risque d'apparition de nouvelles tumeurs pulmonaires est moindre après l'arrêt du tabac.

La dépendance à la nicotine est l'une des plus difficiles à surmonter. Le stress lié au diagnostic du cancer peut rendre l'arrêt encore plus difficile. Vous pouvez demander de l'aide. Demandez à votre médecin de vous conseiller et de vous prescrire des médicaments pour vous aider à arrêter de fumer.

Quels sont les symptômes du CBPC ?

Le CBPC peut provoquer de nombreux types de symptômes. Les symptômes dépendent de l'endroit où la tumeur pulmonaire est apparue ou s'est propagée. Le CBPC peut empêcher les poumons de recevoir l'air dont ils ont besoin. Certaines personnes présentent également des symptômes liés à des syndromes paranéoplasiques, dus à une réaction anormale de l'organisme au cancer du poumon. Certains symptômes causés par le CBPC sont énumérés dans le **Guide 1**.

Le CBPC est souvent découvert lorsqu'il provoque des symptômes ou en cas d'anomalies dans des analyses de sang de routine.

Plus rarement, il est détecté par des radiographies ou des tomodensitométries avant l'apparition des symptômes. Contrairement à d'autres cancers du poumon, il est difficile de détecter le CBPC à un stade précoce, car il se développe plus rapidement.

Voies respiratoires pulmonaires

L'air circule dans le corps par un ensemble de voies respiratoires. Il passe par la gorge et la trachée. La trachée se divise en 2 voies respiratoires appelées bronches. À l'intérieur de chaque poumon, chaque bronche se ramifie pour aller vers les différentes parties du poumon, appelées lobes. Le poumon droit possède 3 lobes et le poumon gauche 2 lobes. Les bronches se divisent en voies plus petites appelées bronchioles. À l'extrémité des bronchioles se trouvent des sacs appelés alvéoles. C'est dans ces alvéoles que l'oxygène passe de l'air au sang.

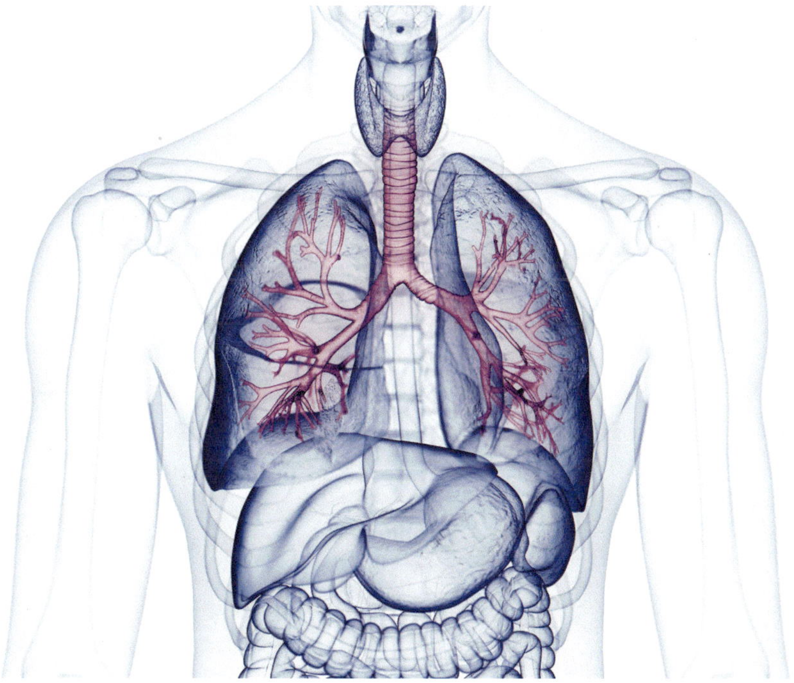

Votre médecin généraliste peut être le premier à suspecter un cancer du poumon. Vous devrez consulter des spécialistes pour établir le diagnostic. L'équipe chargée de votre évaluation peut comprendre les experts spécialisés suivants :

- Radiologue thoracique
- Radiologue interventionnel
- Pneumologue
- Chirurgien thoracique
- Oncologue médical
- Radio-oncologue

Pour confirmer le diagnostic de cancer, vous devrez effectuer des analyses de tissus ou de liquides corporels. De petits échantillons seront prélevés de votre corps lors d'une intervention appelée biopsie.

Il existe plusieurs types de biopsies pour le cancer du poumon. Certains nécessitent l'utilisation d'une aiguille tandis que d'autres impliquent une incision.

Guide 1
Symptômes du cancer bronchique à petites cellules

Symptômes causés par la tumeur pulmonaire	• Toux chronique • Présence de sang dans les expectorations (mucus) • Respiration sifflante
Symptômes causés par la propagation du cancer dans le thorax	• Voix enrouée • Difficultés à avaler • Douleur thoracique • Œdème • Douleur dans la colonne vertébrale • Veines thoraciques dilatées • Difficultés respiratoires • Étourdissements • Grosseurs près de la clavicule
Symptômes causés par la propagation du cancer à la tête	• Maux de tête • Confusion • Troubles de l'élocution • Difficultés à marcher • Manque de coordination • Faiblesse d'un membre
Symptômes causés par la propagation du cancer à l'abdomen	• Douleur • Yeux ou peau de couleur jaune • Fatigue • Sensation de brûlure ou de picotement • Fièvre • Faiblesse musculaire • Perte de contrôle des intestins et de la vessie

La plupart des biopsies sont des interventions à faible risque sans conséquences durables.

Les médecins détermineront le type de biopsie adapté à votre cas et les modalités d'examen du tissu prélevé.

Une biopsie ne comporte aucun risque de propagation du cancer.

Quel est le traitement du CBPC ?

Le meilleur traitement pour le CBPC dépend du stade de la tumeur, de votre état de santé et des médicaments auxquels votre corps répond. Les chapitres suivants décrivent le traitement en détail.

Points clés

- Les cellules cancéreuses ne suivent pas les règles de la croissance cellulaire. Elles fabriquent de nombreuses nouvelles cellules cancéreuses, envahissent les tissus voisins et se propagent à d'autres parties du corps.
- Les poumons permettent au corps d'obtenir l'air dont il a besoin pour vivre.
- Le cancer du poumon apparaît souvent dans les cellules qui tapissent les voies respiratoires.
- Le cancer bronchique à petites cellules (CBPC) se développe rapidement et s'est souvent propagé en dehors des poumons lorsqu'il est détecté.
- Le tabagisme est la principale cause du CBPC, mais il existe d'autres causes inconnues.
- Demandez de l'aide à votre médecin pour arrêter de fumer. L'arrêt du tabac peut améliorer les résultats du traitement et en réduire les effets indésirables.
- Le CBPC est le plus souvent découvert lorsqu'il provoque des symptômes. Ces symptômes dépendent de l'endroit où le cancer se développe dans le corps.

2

Stadification du cancer du poumon

Le stade d'un cancer est une évaluation de l'étendue du cancer dans l'organisme. Il existe deux systèmes de stadification pour le cancer bronchique à petites cellules. La combinaison de ces deux systèmes est préférable pour la planification du traitement. Ce chapitre présente ces systèmes.

Qu'est-ce que la stadification du cancer ?

Au moment du diagnostic, le niveau de développement du cancer du poumon et sa propagation diffèrent d'une personne à l'autre. Les oncologues ont eu besoin d'un moyen de mesurer et de comparer les différentes tumeurs cancéreuses.

La classification par stades est un moyen standard de regrouper les cancers du poumon en fonction de leur croissance et de leur propagation. Les professionnels de santé utilisent la stadification du cancer pour :

- évaluer l'issue possible du cancer, appelée pronostic ;
- identifier et planifier les meilleures options de traitement pour vous ;
- étudier et comparer différents groupes de cancers dans le cadre de la recherche.

« **La prise en charge du cancer implique un travail d'équipe entre les différents professionnels de santé et le patient. Il est essentiel de bien connaître le cancer afin de prendre des décisions éclairées concernant les soins et le traitement à administrer. Compte tenu de l'abondance d'informations sur Internet, dont une grande partie peut être obsolète, les publications telles que cet ouvrage sont essentielles pour que les patients aient accès à des informations précises, en temps voulu, qui leur permettent de mieux comprendre leur maladie et les traitements. »**

La stadification du cancer du poumon est basée sur la croissance et la propagation des cellules cancéreuses. Les cellules cancéreuses du poumon peuvent :

- former une ou plusieurs tumeurs dans le poumon ;
- se développer au-delà de la paroi du poumon et atteindre d'autres tissus ;
- se propager et former des tumeurs dans d'autres organes.

Il existe 2 systèmes de stadification pour le cancer bronchique à petites cellules (CBPC).

- Classification de la VA (Veterans Administration)
- Classification TNM (Tumor, Node, Metastasis [tumeur, ganglions, métastases])

Qu'est-ce que le système de classification de la VA ?

Le VA Lung Study Group a créé le premier système de stadification pour le CBPC. Il a été utilisé dans des études sur les traitements. Le système divise le cancer du poumon en 2 stades :

- Stade limité
- Stade étendu

Le cancer de stade limité se trouve sur un côté du thorax et peut être traité par radiothérapie. Le cancer est circonscrit à une zone qui correspond à un champ d'irradiation.

Grâce aux techniques modernes de radiothérapie, la définition de la maladie de stade limité a été élargie pour inclure certains cas touchant les deux côtés du thorax, s'ils peuvent être traités en toute sécurité par radiothérapie.

La plupart des personnes atteintes de CBPC présentent un cancer de stade étendu. Un cancer de stade étendu ne peut pas être traité dans un seul champ d'irradiation à visée curative. Sa propagation est trop importante.

Par exemple, il peut s'être étendu à l'autre côté du thorax, au liquide entourant les poumons ou le cœur, ou au-delà du thorax.

Qu'est-ce que le système de classification TNM ?

Les stades TNM du CBPC vont du stade 0 au stade 4. Plus la croissance et la propagation du cancer sont importantes, plus le stade est élevé. Les cancers de stade 0 se situent uniquement dans les voies respiratoires et sont très rares.

Stade 1

Les cancers de stade 1 consistent en une petite tumeur pulmonaire qui ne s'est pas propagée à d'autres parties du corps. Les tumeurs de stade 1A mesurent 3 cm (un peu plus de 1 po, soit la taille d'un grain de raisin) ou moins. Les tumeurs de stade 1B sont plus grosses, mais ne dépassent pas 4 cm (environ 1,5 po, soit la taille d'une noix).

Stade 2

Les cancers de stade 2A sont semblables aux cancers de stade 1, mais ils sont plus gros (jusqu'à 5 cm, soit environ 2 po, ou la taille d'un citron vert). Les cancers de stade 2B sont plus gros (jusqu'à 7 cm, environ 2,75 po, soit la taille d'une pêche). Ils ont commencé à envahir d'autres parties du corps ou se composent de plusieurs tumeurs dans un lobe. Les autres cancers de stade 2B consistent en une seule tumeur pulmonaire qui ne dépasse pas 5 cm et s'est propagée aux ganglions lymphatiques à l'intérieur du poumon.

Stade 3

Le stade 3 est un groupe mixte de cancers localement avancés. Ces cancers sont subdivisés en stades 3A, 3B ou 3C. La plupart de ces cancers comprennent :

- une tumeur pulmonaire de 7 cm ou plus ;
- une tumeur pulmonaire qui a clairement envahi d'autres tissus ;
- des tumeurs pulmonaires dans plusieurs lobes du poumon ;

- une propagation du cancer aux ganglions lymphatiques entre les poumons, dans l'autre poumon ou près de la clavicule.

Stade 4

Le cancer s'est propagé à distance de la tumeur principale. Le cancer de stade 4A s'est propagé profondément dans le thorax ou à un seul endroit au-delà du thorax. Le cancer de stade 4B s'est propagé au moins en deux endroits au-delà du thorax.

Comment le NCCN stadifie-t-il le CBPC ?

La plupart des recherches sur le traitement du cancer du poumon ont utilisé la classification de la VA. L'avantage de la classification TNM est qu'elle permet de mieux identifier le moment où un traitement local (chirurgie ou radiothérapie) peut être utilisé en toute sécurité. Les experts du cancer du poumon du NCCN utilisent une combinaison de ces systèmes de stadification pour prendre en compte ces facteurs.

- Le stade limité comprend les cancers de stades 1 à 3 qui peuvent être traités par radiothérapie et chimiothérapie.
- Le stade étendu comprend tous les cancers (y compris le stade 4) qui ne peuvent pas être traités par de fortes doses d'irradiation à visée curative.

Tant que le système TNM n'est pas plus largement utilisé en recherche, la meilleure approche est une combinaison des systèmes de stadification. Dans les chapitres suivants, la stadification du cancer se réfère à cette combinaison de systèmes.

Points clés

- Un système de classification par stades est un moyen standard de regrouper les cancers en fonction de leur croissance et de leur propagation. La stadification du cancer est nécessaire avant le traitement.
- Le système de classification de la VA (Veterans Administration) divise les cancers en deux catégories : stade limité et stade étendu. C'est le système le plus utilisé dans les recherches sur le traitement du cancer du poumon.
- Le système TNM (tumeur, ganglions, métastases) classe les cancers selon les stades 0, 1, 2, 3 ou 4. Ce système permet une planification plus précise du traitement.
- Les experts du NCCN en matière de cancer bronchique à petites cellules (CBPC) utilisent une combinaison de ces approches de stadification. Les cancers de stade limité comprennent les stades 1 à 3, qui peuvent être traités par radiothérapie. Les cancers de stade étendu, tels que le stade 4, ne peuvent pas être traités par de fortes doses d'irradiation à visée curative.

3

Tests pour le cancer du poumon

Les professionnels de santé vous prescriront plusieurs examens afin de planifier votre traitement. Certains examens permettent d'évaluer votre état de santé général. D'autres examens permettent d'évaluer le cancer. Ce chapitre présente ces examens en détail.

Anamnèse et examens

Votre équipe de cancérologie doit disposer de toutes les informations relatives à votre santé. L'une des premières étapes consiste à obtenir un compte rendu complet de votre état de santé, appelé antécédents médicaux (anamnèse). Reportez-vous au **Guide 2**, page 16, pour obtenir la liste complète des examens utilisés pour planifier le traitement.

Antécédents médicaux

Votre équipe soignante vous interrogera sur tous les problèmes de santé et traitements que vous avez eus au cours de votre vie. Lorsque vous rencontrerez les professionnels de santé qui forment cette équipe, soyez prêt(e) à parler des points suivants :

- Maladies
- Blessures
- Problèmes de santé
- Symptômes
- Médicaments

Apportez une liste de vos traitements actuels ou passés ainsi que des médicaments en vente libre, des plantes médicinales ou des compléments alimentaires que vous prenez.

Vous devrez aborder les problèmes de santé de vos proches parents. Ces membres de la famille comprennent les frères et sœurs, les parents et les grands-parents. Bien que le cancer bronchique à petites cellules (CBPC) ne soit pas héréditaire, d'autres cancers et problèmes de santé peuvent l'être. Votre équipe soignante doit en être informée.

Examen clinique

Après avoir noté vos antécédents médicaux, votre médecin procédera à un examen clinique. Cet examen a pour but de déceler les signes d'une maladie et de déterminer les options thérapeutiques. Les éléments suivants seront examinés à cette occasion :

- Température corporelle
- Tension artérielle
- Pouls et rythme respiratoire
- Poids
- Bruit des poumons, du cœur et des intestins
- Aspect des yeux, de la peau, du nez, des oreilles et de la bouche
- Niveau de douleur au toucher

Indice de performance

Vos soignants évalueront votre capacité à effectuer des activités quotidiennes, comme travailler, marcher ou prendre une douche. Votre capacité à effectuer ces activités s'appelle l'indice de performance.

Plus vous pouvez effectuer d'activités, meilleur est votre indice de performance. Vos prestataires de soins de santé utiliseront votre indice de performance pour déterminer si vous pouvez suivre certains traitements.

L'indice de performance est souvent mesuré sur une échelle allant de 0 à 5. Plus le score est bas, meilleur est l'indice de performance.

Guide 2
Tests pour le cancer bronchique à petites cellules

Anamnèse et examens	• Antécédents médicaux • Examen clinique • Indice de performance
Analyses de sang	• Hémogramme • Électrolytes • Tests de la fonction hépatique • Tests de la fonction rénale
Imagerie	• Diagnostic par TDM du thorax, de l'abdomen et du bassin • IRM (option privilégiée) ou TDM du cerveau • Une TEP/TDM peut être prescrite par votre médecin • Imagerie osseuse si nécessaire
Biopsies de stadification	**Si l'imagerie suggère un cancer de stade limité, vous pouvez effectuer les examens suivants :** • Thoracentèse en cas d'épanchement pleural • Thoracoscopie si les résultats de la thoracentèse ne sont pas clairs • Biopsie et ponction de moelle osseuse si les analyses de sang suggèrent que le cancer s'est propagé à la moelle osseuse • Biopsie des ganglions lymphatiques médiastinaux pour les stades limités 1 et 2A qui seront traités par chirurgie ou radiothérapie
Analyses des cellules cancéreuses	• Examen pathologique • Analyse des biomarqueurs
Explorations fonctionnelles respiratoires	• Spirométrie • Test de la capacité de diffusion pulmonaire • Pléthysmographie corporelle

Analyses de sang

Les analyses de sang quantifient les cellules sanguines, les protéines et les substances chimiques présentes dans la circulation sanguine. Votre équipe soignante utilisera ces analyses pour évaluer votre état de santé général et déterminer si le cancer s'est propagé. Ses membres planifieront d'autres examens et le traitement du cancer en fonction des résultats de ces analyses.

Une prise de sang permet de prélever un échantillon de sang à des fins d'analyse. Elle est effectuée à l'aide d'une aiguille insérée dans une veine. Les analyses suivantes sont nécessaires :

- Un hémogramme mesure certains éléments du sang, notamment le nombre de globules blancs, de globules rouges et de plaquettes.
- Les électrolytes sont des minéraux présents dans le sang. Ils comprennent le sodium, le calcium et le potassium. Les organes, comme les os, ont besoin d'électrolytes pour bien fonctionner.
- Les tests de la fonction hépatique mesurent les substances fabriquées ou traitées par le foie.
- L'azote uréique sanguin (AUS) est un déchet produit par le corps après un apport alimentaire. Un taux d'AUS trop élevé dans le sang peut être le signe d'une atteinte rénale.
- La créatinine est un déchet produit par les muscles. Un taux de créatinine trop élevé peut être le signe d'une atteinte rénale.

« Posez le plus de questions possible et faites-vous accompagner par un membre de votre famille lors de vos rendez-vous. »

Explorations fonctionnelles respiratoires

Pour recevoir certains traitements, vos poumons doivent fonctionner assez bien. Les explorations fonctionnelles respiratoires permettent d'évaluer le fonctionnement des poumons.

- La spirométrie consiste à souffler dans un tube pour mesurer la quantité d'air que vous respirez et la vitesse à laquelle vous respirez.
- Un test de la capacité de diffusion pulmonaire consiste à inspirer un gaz inoffensif et à mesurer la quantité expirée. Il indique la quantité d'oxygène qui circule de vos poumons vers votre sang.

Imagerie

Les appareils d'imagerie prennent des clichés de l'intérieur de votre corps. Ils peuvent révéler la présence d'un cancer dans les tissus profonds, les ganglions lymphatiques ou dans des parties du corps éloignées des poumons. L'imagerie est utile pour la stadification du cancer et la planification du traitement.

L'injection d'un produit de contraste est parfois utilisée pour rendre les images plus claires. Le produit de contraste ne doit pas être utilisé en cas d'allergie. Pendant l'examen d'imagerie, vous serez allongé(e) sur une table qui se déplace dans le scanner. Au moins une partie de votre corps sera dans l'appareil.

Le radiologue est un médecin spécialisé dans la lecture de ces images. Il transmettra les résultats des examens à votre équipe soignante.

TDM du thorax, de l'abdomen et du bassin

La plupart des patients passent d'abord une tomodensitométrie (TDM) diagnostique du thorax, de l'abdomen et parfois du bassin. L'appareil

Imagerie

Les examens d'imagerie sont utilisés pour prendre des clichés de l'intérieur de votre corps, sans provoquer de douleur. Vous serez allongé(e) sur une table qui se déplacera dans le tunnel de la machine. Vous devrez rester immobile pendant l'examen. On vous demandera peut-être de retenir votre respiration. L'examen est rapide. Les images seront visualisées sur un ordinateur par un médecin qui recherchera des signes de cancer.

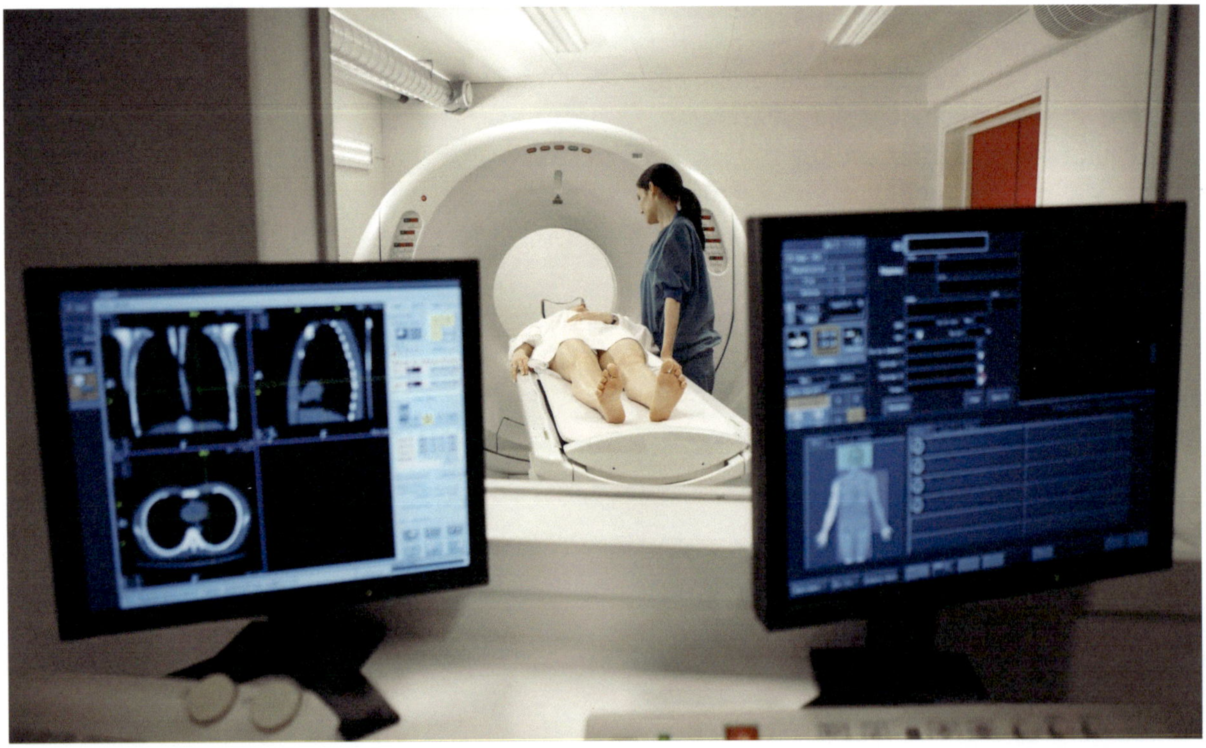

prend de nombreux clichés de votre corps sous différents angles à l'aide de rayons X. Un produit de contraste sera utilisé. Un ordinateur combine les clichés pour obtenir une image en 3D.

Imagerie cérébrale

L'IRM permet de détecter de petites tumeurs dans le cerveau. Elle utilise des champs magnétiques et des ondes radio pour prendre des clichés. Un produit de contraste sera utilisé. Si l'IRM ne peut pas être réalisée, vous pourrez bénéficier d'une TDM avec contraste de la tête.

TEP/TDM de la base du crâne aux genoux

Les TEP-scans utilisent une caméra spéciale qui détecte un sucre radioactif injecté. Les cellules cancéreuses utilisent rapidement le sucre. L'association de la TEP et de la TDM peut détecter des cancers de petite taille que la TDM seule ne permet pas de déceler.

Votre médecin peut vous prescrire une TEP/TDM pour clarifier ou vérifier les résultats de la TDM. Le scanner s'étendra de la base du crâne jusqu'aux genoux. Si la TEP/TDM ne peut pas être réalisée, vous pourriez être amené(e) à passer une scintigraphie osseuse.

Imagerie osseuse

Si l'imagerie initiale suggère un cancer de stade limité, un examen par imagerie osseuse peut être réalisé.

Des radiographies ou une IRM peuvent être utilisées. Si cette imagerie ne détecte pas de cancer, vous devrez peut-être subir une biopsie osseuse.

Biopsies

Si l'imagerie suggère que vous pourriez présenter un CBPC, votre médecin prescrira des examens complémentaires pour une stadification plus précise. Votre équipe soignante a besoin de connaître le stade exact du cancer pour planifier le traitement.

Ponction du liquide pleural

Les poumons sont recouverts de deux couches de tissu appelées plèvres. Entre ces deux couches se trouve un liquide. Certaines personnes atteintes d'un cancer du poumon présentent un excès de ce liquide, appelé épanchement pleural.

Si vous avez un épanchement pleural, une ponction est nécessaire. Une ponction à l'aiguille, appelée thoracentèse, peut être réalisée pour prélever du liquide afin de l'analyser. Si les résultats ne sont pas clairs, une thoracoscopie peut être pratiquée. La thoracoscopie consiste à pratiquer de petites incisions appelées ports dans le thorax. De petits instruments sont insérés par les ports pour retirer du tissu.

La thoracoscopie est également appelée chirurgie thoracique vidéoassistée (CTVA).

Biopsie de la moelle osseuse

La moelle osseuse est la substance molle présente au cœur de la plupart des os. Vos analyses de sang peuvent suggérer que le cancer s'est propagé à votre moelle osseuse. Dans ce cas, des analyses de la moelle osseuse sont nécessaires.

Il existe deux méthodes de prélèvement de la moelle osseuse, qui peuvent être effectuées en même temps.

- Une biopsie de moelle osseuse permet de prélever une « carotte » d'os et de moelle osseuse molle.
- Une ponction de moelle osseuse permet de prélever de la moelle osseuse liquide.

Biopsie d'un ganglion lymphatique

L'espace compris entre vos poumons s'appelle le médiastin. Cet espace comporte de nombreux amas de tissus appelés ganglions lymphatiques qui luttent contre les maladies. Le cancer du poumon a tendance à se propager de l'intérieur du poumon vers ces ganglions.

Si un cancer de stade 1 ou 2A peut être traité par chirurgie, une biopsie des ganglions médiastinaux est nécessaire. Elle sert à confirmer l'absence de cancer dans ces ganglions lymphatiques. Cette biopsie peut être pratiquée par médiastinoscopie, médiastinotomie, biopsie endobronchique ou œsophagienne guidée par échographie, ou par CTVA.

Biopsies de stadification pour un cancer de stade limité

Si le cancer est de stade limité, une biopsie peut être nécessaire. La biopsie confirmera que le cancer ne s'est pas propagé en dehors du poumon. L'image du haut montre une biopsie de l'os et de la moelle osseuse. L'image du bas montre une biopsie guidée par échographie endoscopique. Des tissus peuvent être prélevés à l'aide de l'outil d'exploration introduit dans la gorge.

Ponction et biopsie de la moelle osseuse

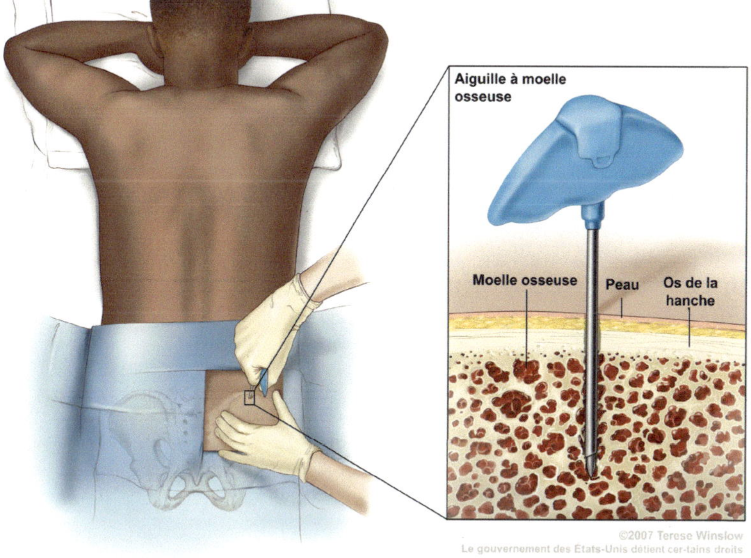

Échographie endoscopique (EUS)

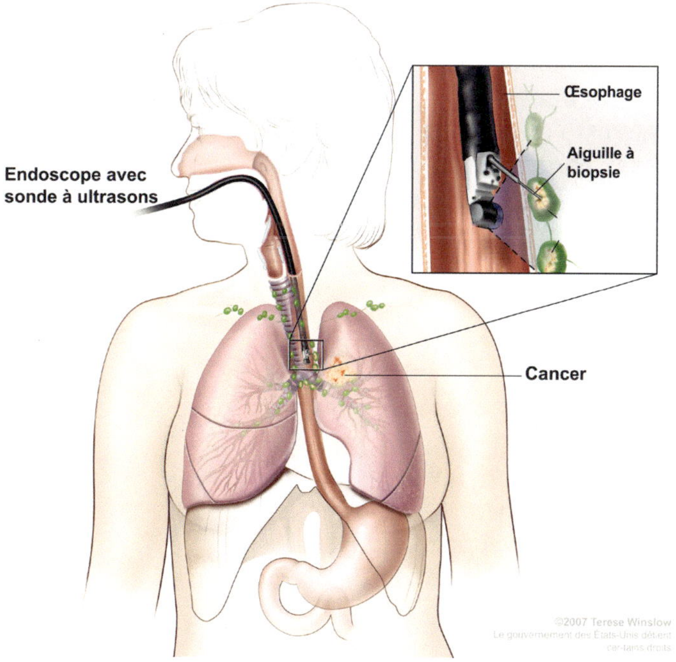

Analyses des cellules cancéreuses

Le tissu prélevé lors d'une biopsie ou d'une intervention chirurgicale est envoyé dans un laboratoire pour y être analysé. Un anatomopathologiste examinera et analysera les échantillons.

Les anatomopathologistes (ou pathologistes) sont des professionnels de santé experts en tissus et cellules et en diagnostic du cancer.

Examen pathologique

Les anatomopathologistes étudient les tissus au microscope pour classer la maladie. C'est ce qu'on appelle la classification histologique. L'anatomopathologiste consigne les résultats dans un compte rendu. Le compte rendu d'anatomopathologie indiquera si le cancer est apparu dans le poumon ou ailleurs. Si le cancer est apparu dans le poumon, le compte rendu indiquera également le type de cancer du poumon.

Les anatomopathologistes étudient les tissus pour déterminer le stade du cancer. Avant le traitement, il est possible que des échantillons de tissus autres que la tumeur pulmonaire soient prélevés. Les ganglions lymphatiques en sont un exemple. Les ganglions lymphatiques sont également prélevés au cours du traitement chirurgical. L'anatomopathologiste étudiera le tissu à la recherche de cellules cancéreuses. Les professionnels de santé utilisent les résultats des analyses pathologiques pour déterminer le stade du cancer.

Les anatomopathologistes étudient les tissus pour évaluer les résultats du traitement. Si vous subissez une intervention chirurgicale dans le cadre de votre traitement, l'anatomopathologiste recherchera des cellules cancéreuses au niveau du bord du tissu retiré. Les professionnels de santé utilisent les résultats des analyses pathologiques pour planifier les étapes suivantes du traitement.

Tous les comptes rendus d'anatomopathologie seront envoyés à votre équipe soignante en oncologie. Avant le traitement, il est possible que des échantillons de tissus autres que du tissu pulmonaire soient prélevés.

Demandez une copie des comptes rendus d'anatomopathologie. Votre équipe soignante examinera les résultats avec vous. Prenez des notes et posez des questions. Les professionnels de santé utiliseront les comptes rendus pour planifier votre traitement.

Points clés

- Votre équipe soignante vous fera passer des examens pour en savoir plus sur votre santé et votre cancer. Elle établira un plan de traitement personnalisé en fonction des résultats.
- Votre équipe de professionnels de santé examinera votre corps afin de détecter des signes de maladie. Elle sera amenée à palper certaines parties de votre corps pour voir si quelque chose semble anormal.
- Elle évaluera votre capacité à effectuer des activités quotidiennes afin d'établir les options thérapeutiques qui s'offrent à vous.
- Votre équipe soignante vous prescrira des analyses de sang. Les analyses de sang sont utilisées pour évaluer l'état de santé général et déterminer les endroits où le cancer peut s'être propagé.
- La TDM et l'IRM sont d'abord utilisées pour rechercher la propagation du cancer. La TEP/TDM peut aider à détecter un cancer qui n'a pas été décelé par la TDM seule. Si le cancer n'est pas détecté dans les os par l'imagerie initiale, vous pourriez être amené(e) à passer des radiographies ou une IRM des os.
- Si l'imagerie ne détecte pas de cancer en dehors des poumons, vous effectuerez éventuellement des biopsies du liquide pleural, de la moelle osseuse ou des ganglions lymphatiques entre les poumons.
- Dans le cas d'un cancer de stade limité, vos poumons seront examinés pour déterminer si la chirurgie ou la radiothérapie sont envisageables.

« Prenez soin de votre santé psychologique et émotionnelle. Organisez-vous et préparez-vous à être votre propre défenseur. Posez les questions difficiles. Prenez un carnet et emportez-le à tous les rendez-vous pour noter ce qui est dit. »

4

Traitement initial

Le traitement initial du cancer bronchique à petites cellules donne de bons résultats chez de nombreuses personnes. Les options thérapeutiques dépendent du stade du cancer et d'autres facteurs. Discutez avec votre équipe soignante des options de ce chapitre adaptées à votre situation.

Avancées thérapeutiques

Le traitement classique du cancer bronchique à petites cellules (CBPC) est la chimiothérapie. La chimiothérapie est un traitement systémique, ce qui signifie qu'elle agit sur l'ensemble du corps. Elle circule dans le sang jusqu'aux cellules cancéreuses. Elle agit en empêchant les cellules cancéreuses de fabriquer d'autres cellules cancéreuses.

Les chercheurs ont étudié les médicaments de chimiothérapie les plus efficaces. Les traitements initiaux comprennent deux médicaments de chimiothérapie, dont l'un est composé de platine. C'est ce qu'on appelle la chimiothérapie par doublet de platine.

Traitement basé sur le stade

La stadification du cancer a modifié la pratique thérapeutique. Les équipes soignantes planifient des traitements plus précis d'après les stades du cancer.

- Le stade limité comprend les cancers de stades 1 à 3 qui peuvent être traités par radiothérapie et chimiothérapie dans le but de guérir le cancer.
- Le stade étendu comprend tous les cancers (y compris le stade 4) qui ne peuvent pas être traités par de fortes doses d'irradiation, mais qui peuvent l'être par chimiothérapie et immunothérapie. À ce stade, la radiothérapie ne permet pas de guérir le cancer.

Traitement systémique

Le traitement systémique du cancer du poumon comprend la chimiothérapie et l'immunothérapie. Le plus souvent, la chimiothérapie est administrée sous la forme d'un liquide lentement injecté dans une veine (perfusion), mais parfois il s'agit d'un comprimé. L'immunothérapie est administrée uniquement par perfusion. Le traitement systémique est administré par cycles de jours de traitement suivis de jours de repos. Les cycles permettent à l'organisme de récupérer après le traitement.

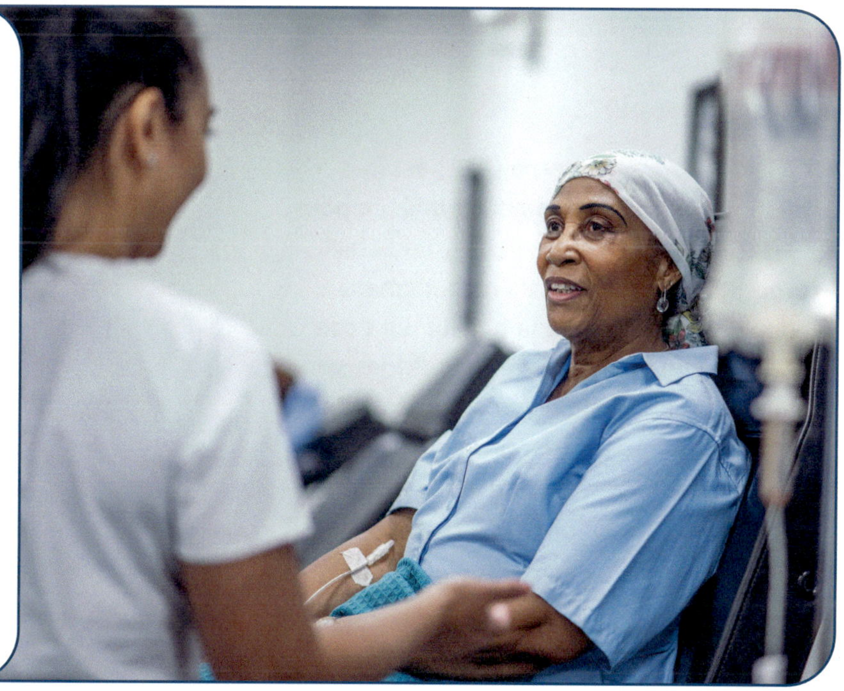

La radiothérapie utilise des rayons X de haute énergie pour traiter le cancer du poumon. Elle dégrade les cellules cancéreuses. Les cellules cancéreuses meurent ou ne produisent plus d'autres cellules cancéreuses. La radiothérapie est un traitement local. Les techniques modernes permettent d'adapter la dose d'irradiation à la tumeur afin d'épargner les tissus sains.

La radiothérapie joue un rôle à tous les stades du cancer du poumon. Elle est principalement utilisée pour tenter de guérir un cancer de stade limité et pour réduire certains symptômes causés par un cancer de stade étendu. La chirurgie est un autre traitement local utilisé pour guérir certains cancers de stade limité.

Nouveaux traitements

Le traitement des cancers étendus s'est amélioré ces dernières années. L'une des avancées est l'ajout de l'immunothérapie. L'immunothérapie est un traitement systémique, comme la chimiothérapie. Elle utilise les défenses de l'organisme contre les maladies, appelées système immunitaire, pour tuer les cellules cancéreuses.

« Les membres de votre équipe médicale sont vos plus grands alliés, en particulier le personnel infirmier. Ils sont tous très compétents et s'efforcent sincèrement de vous aider autant qu'ils le peuvent. »

Radiothérapie

La radiothérapie externe (RTE) est la méthode la plus couramment utilisée pour le traitement. Un appareil de grande taille produit des faisceaux de rayonnement adaptés à la forme de la tumeur. La dose d'irradiation la plus élevée est dirigée vers le cancer. Une dose beaucoup plus faible est administrée aux tissus avoisinants. Vous ne sentirez rien pendant la séance de traitement. Le traitement ne vous rend pas radioactif.

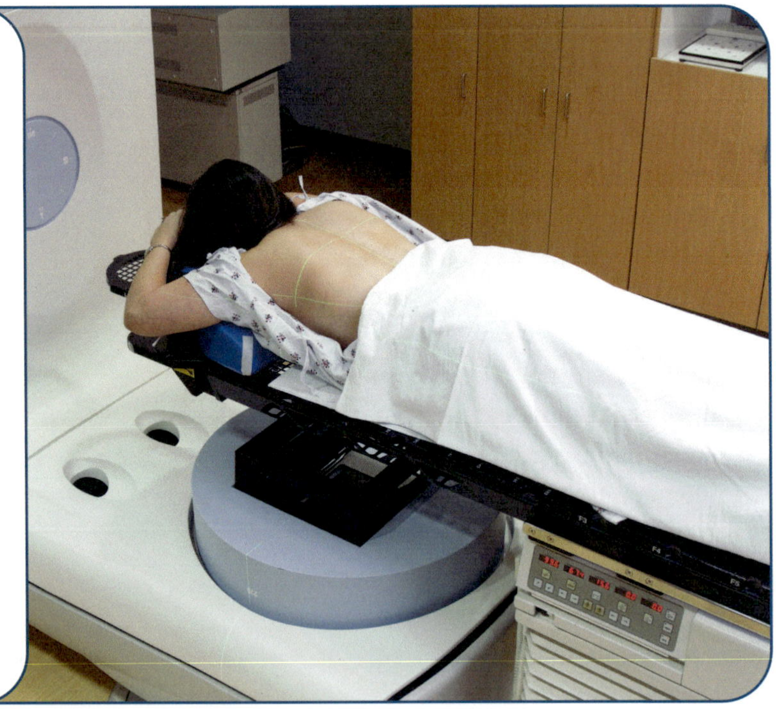

Options pour un cancer de stade limité

L'objectif du traitement initial d'un cancer de stade limité est de guérir le cancer. La chimiothérapie est souvent associée à un traitement local. Les options pour le traitement initial d'un cancer de stade limité sont énumérées dans le **Guide 3**.

La plupart des patients reçoivent 4 cycles de chimiothérapie. Chaque cycle dure généralement de 21 à 28 jours. Les cancers de stade limité sont traités avec du cisplatine et de l'étoposide ou du carboplatine et de l'étoposide. L'immunothérapie s'est récemment révélée utile après le traitement initial de chimioradiothérapie.

Chimioradiothérapie

La plupart des cancers de stade limité sont traités à la fois par chimiothérapie et par radiothérapie. Ce traitement combiné s'appelle la chimioradiothérapie.

La chimioradiothérapie concomitante consiste à utiliser les deux traitements en même temps. La radiothérapie doit être commencée au cours du premier ou du deuxième cycle de chimiothérapie. La chimioradiothérapie séquentielle est l'utilisation

Guide 3
Options pour le traitement initial d'un CBPC de stade limité

Stades de cancer 1A, 1B et 2A	• Chimioradiothérapie concomitante
	• Lobectomie et lymphadénectomie ou prélèvement des ganglions lymphatiques, suivis de :
	  ◦ Chimiothérapie si aucun cancer n'est détecté dans les ganglions lymphatiques
	  ◦ Chimiothérapie, chimioradiothérapie concomitante ou chimioradiothérapie séquentielle si le cancer est présent uniquement dans des ganglions lymphatiques pulmonaires
	  ◦ Chimioradiothérapie concomitante ou séquentielle si le cancer est présent dans des ganglions lymphatiques entre les poumons
	• Radiothérapie suivie d'une chimiothérapie

Stades de cancer 2B, 3A, 3B et 3C	**Score de performance de 0, 1 ou 2** • Chimioradiothérapie concomitante
	Score de performance de 3 ou 4 dû au cancer • Chimiothérapie • Chimioradiothérapie concomitante • Chimioradiothérapie séquentielle
	Score de performance de 3 ou 4 non dû au cancer • Traitement individualisé comprenant des soins de support

d'un traitement suivi de l'autre. Chaque approche présente des avantages et des inconvénients que vous pourrez aborder avec votre équipe soignante.

L'indice de performance est votre capacité à effectuer les activités quotidiennes. Des maladies comme le cancer peuvent limiter cette capacité. Les professionnels de santé utilisent l'indice de performance pour sélectionner les traitements les plus sûrs pour vous.

Les scores de performance plus bas correspondent à une meilleure capacité à prendre soin de soi. La chimioradiothérapie peut être exclue lorsque les scores sont élevés.

Chirurgie

Certaines personnes dont le cancer est limité au stade 1 ou 2A peuvent bénéficier d'une intervention chirurgicale. Les échantillons de biopsie des ganglions lymphatiques situés entre les poumons ne doivent pas contenir de cellules cancéreuses. La tumeur pulmonaire est souvent retirée au cours d'une intervention chirurgicale appelée lobectomie. Si le cancer est présent dans un seul lobe pulmonaire, la lobectomie consiste à enlever la totalité de ce lobe.

Au cours de l'intervention chirurgicale, des ganglions lymphatiques seront également retirés afin de vérifier s'ils sont cancéreux. Un

Lobectomie

La lobectomie est un type de chirurgie qui consiste à retirer un lobe entier du poumon. L'intervention chirurgicale peut être réalisée selon l'une des deux méthodes suivantes. La méthode classique est la thoracotomie. Cette intervention chirurgicale permet de retirer le tissu par une grande ouverture dans le thorax.

La thoracoscopie est une méthode plus récente. Une petite caméra et des outils chirurgicaux sont introduits par de petites incisions. La thoracoscopie peut être réalisée avec ou sans l'aide d'un robot. La thoracoscopie est également appelée chirurgie thoracique vidéoassistée (CTVA).

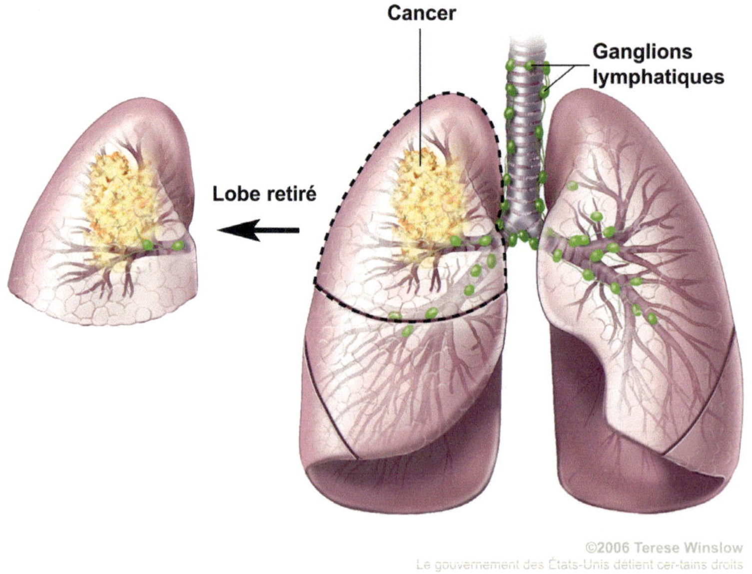

prélèvement de ganglions lymphatiques permet de retirer quelques ganglions à l'intérieur et entre les poumons.

Une lymphadénectomie permet d'enlever le plus grand nombre possible de ganglions du poumon et entre les poumons.

Certaines cellules cancéreuses difficiles à détecter restent presque toujours en place, même après l'opération. Vous recevrez donc une chimiothérapie postopératoire pour traiter les cellules cancéreuses restantes éventuelles. C'est ce qu'on appelle un traitement adjuvant.

La radiothérapie du thorax peut également être administrée de façon concomitante ou consécutive. Elle peut améliorer les résultats si le cancer se trouve dans les ganglions lymphatiques médiastinaux.

SABR

La radiothérapie stéréotaxique ablative (SABR) peut être une option pour les personnes qui ne peuvent pas être opérées. La SABR est également appelée radiothérapie corporelle stéréotaxique (SBRT).

La SABR délivre une forte dose d'irradiation sur une zone précise. Par la suite, vous recevrez un traitement systémique pour traiter les cellules cancéreuses restantes éventuelles. C'est ce qu'on appelle un traitement adjuvant.

« Autorisez-vous à vivre des journées difficiles, des moments délicats ou des déceptions. Consulter un spécialiste de la santé comportementale peut vous aider à vous préparer aux changements émotionnels auxquels vous pourriez être confronté(e). »

Options pour un cancer de stade étendu

Les objectifs du traitement d'un cancer de stade étendu sont de contrôler les symptômes et de prolonger la vie. Le traitement systémique est le traitement principal.

Vous recevrez probablement quatre cycles de 21 jours de chimio-immunothérapie, mais certaines personnes reçoivent jusqu'à six cycles. Ce traitement est souvent suivi d'une immunothérapie seule.

Les options pour le traitement systémique initial du cancer de stade étendu sont énumérées dans le **Guide 4**.

Chimio-immunothérapie

La chimio-immunothérapie est le traitement privilégié pour les cancers de stade étendu. La chimiothérapie par doublet de platine est administrée avec un médicament d'immunothérapie appelé inhibiteur de point de contrôle immunitaire. Les inhibiteurs de point de contrôle immunitaire permettent aux cellules immunitaires appelées lymphocytes T d'attaquer les cellules cancéreuses.

Après la chimio-immunothérapie, vous pouvez continuer à prendre l'inhibiteur de point de contrôle si les résultats du traitement montrent que la tumeur est stable/ne s'aggrave pas, qu'elle ne grossit pas et qu'elle ne s'est pas propagée. C'est ce qu'on appelle un traitement d'entretien. Son objectif est de prolonger les bons résultats du traitement.

- L'atézolizumab en traitement d'entretien est administré tous les 21 ou 28 jours, selon le schéma thérapeutique.
- Le durvalumab en traitement d'entretien est administré tous les 28 jours. Souvent, les patients reçoivent des perfusions pour retarder l'aggravation du cancer.

Chimiothérapie

L'immunothérapie ne convient pas à tous les cancers du poumon. Elle peut être dangereuse si vous êtes trop malade. De plus, elle peut altérer

Guide 4
Options pour le traitement systémique initial du CBPC de stade étendu

Options privilégiées	• Carboplatine, étoposide et atézolizumab suivis d'un traitement d'entretien par atézolizumab • Carboplatine, étoposide et durvalumab suivis d'un traitement d'entretien par durvalumab • Cisplatine, étoposide et durvalumab suivis d'un traitement d'entretien par durvalumab
Autres options	• Carboplatine et étoposide • Cisplatine et étoposide
Parfois utile	• Carboplatine et irinotécan • Cisplatine et irinotécan

votre système immunitaire si vous souffrez d'une maladie auto-immune.

Les maladies auto-immunes comprennent la maladie de Crohn, la rectocolite hémorragique et le lupus. Lorsque l'immunothérapie est exclue, une chimiothérapie seule est envisageable.

Radiothérapie

En plus du traitement systémique, vous pouvez recevoir une radiothérapie. La radiothérapie peut atténuer (pallier) les symptômes suivants causés par le cancer du poumon :

- Œdème dû à l'obstruction par le cancer d'une veine appelée veine cave supérieure
- Douleur osseuse due à l'endommagement des os par le cancer
- Douleurs dorsales dues à la pression du cancer sur la moelle épinière
- Difficultés respiratoires dues à l'obstruction des voies respiratoires par le cancer
- Maux de tête dus à la présence du cancer du poumon dans le cerveau

Le traitement du cerveau implique généralement une irradiation de l'ensemble du cerveau, appelée irradiation encéphalique totale (IET).

Certaines personnes peuvent recevoir de fortes doses d'irradiation uniquement au niveau de la zone affectée du cerveau.

Lorsque le cancer du poumon s'est propagé au cerveau, la radiothérapie est parfois administrée avant que le cancer ne provoque des symptômes.

Pendant le traitement systémique, votre médecin évaluera le statut du cancer. Tous les 2 cycles, vous passerez une IRM ou une TDM du cerveau. Un produit de contraste doit être utilisé pour la TDM. Si le cancer s'aggrave, une radiothérapie du cerveau sera mise en place.

Quelles sont les différentes techniques de RTE ?

La radiothérapie externe (RTE) est la méthode de traitement radiologique la plus courante pour le CBPC. Elle peut être pratiquée selon l'une des techniques suivantes :

- La radiothérapie conformationnelle avec modulation d'intensité (RCMI) émet des faisceaux de rayons X qui épousent étroitement la forme de la cible et épargnent davantage de tissus normaux.
- L'arcthérapie volumétrique avec modulation d'intensité (VMAT) émet une RCMI en forme d'arc autour de la tumeur.
- La radiothérapie tridimensionnelle conformationnelle (RCT-3D) émet un faisceau de rayons X qui correspond à la forme de la cible, mais qui peut ne pas être aussi ciblé que la RCMI.

Le traitement du cancer par RCMI, VMAT et RCT-3D est généralement administré tous les jours du lundi au vendredi pendant environ 6 semaines. La radiothérapie pour traiter les symptômes se déroule en 10 séances ou moins. Les nouvelles techniques de traitement des petites tumeurs sont également plus rapides :

- La radiochirurgie stéréotaxique (RS) traite les petites tumeurs à l'aide de faisceaux de rayons X très précis et à forte dose.
- Lorsque la RS est utilisée pour traiter des tumeurs situées hors du cerveau ou de la colonne vertébrale, on parle de radiothérapie stéréotaxique ablative (SABR).

La RS est dispensée en une ou quelques séances. La SABR est administrée deux à trois fois par semaine. Le traitement est terminé au bout d'environ une semaine et demie.

Réponse au traitement

La réponse au traitement correspond au degré d'amélioration de l'état du patient sous traitement et à l'ampleur de la régression du cancer. De nombreux CBPC réagissent fortement au traitement initial. Le moment de l'évaluation de la réponse au traitement diffère selon les types de traitement et le stade du cancer.

Pour les cancers de stade limité, la réponse au traitement doit être évaluée :

- après une chimioradiothérapie concomitante ;
- au cours d'une chimioradiothérapie séquentielle et après le traitement ;
- pendant le traitement systémique (sans radiothérapie) et après le traitement.

Pour les cancers de stade étendu, la réponse au traitement doit être évaluée :

- après chaque série de 2 ou 3 cycles de traitement systémique et après le traitement.

Pour évaluer la réponse au traitement, vous devrez effectuer à nouveau des analyses de sang et certains examens d'imagerie.

Votre équipe soignante évaluera la réponse au traitement en fonction des résultats des examens. Il existe quatre réponses possibles au traitement :

- Une rémission complète est le meilleur résultat. Il n'y a plus aucun signe de cancer.
- Une rémission partielle correspond à une diminution de la taille des tumeurs et à un retour à la normale des résultats des analyses de sang.
- Une maladie stable est un moins bon résultat qu'une rémission partielle. Le cancer ne s'aggrave pas.
- Une maladie évolutive est une aggravation du cancer. Les options thérapeutiques de la maladie évolutive sont les mêmes que celles de la récidive énumérées au chapitre 5.

Radiothérapie supplémentaire

Après l'évaluation de la réponse au traitement, vous pourriez recevoir une radiothérapie. L'irradiation crânienne prophylactique (ICP) est une option pour les cancers de stade limité et étendu.

Certaines personnes atteintes d'un cancer de stade étendu peuvent également recevoir une radiothérapie du thorax.

Irradiation crânienne prophylactique

L'ICP consiste à administrer une faible dose d'irradiation au cerveau afin d'empêcher le cancer de s'y développer. Les chercheurs en oncologie essaient encore de déterminer quels sont les patients qui bénéficient le plus de ce traitement.

Il peut s'agir d'une option si vous remplissez l'une des conditions suivantes :

- Une rémission complète ou partielle du cancer a été obtenue.
- Il n'y a pas de signes ou de symptômes de cancer du poumon dans le cerveau.
- Vous n'avez pas de problèmes de mémoire.
- Votre état de santé ne limite pas considérablement vos activités quotidiennes.

Pour certains cancers de stade limité, l'ICP peut prévenir l'apparition de tumeurs du cancer du poumon dans le cerveau et prolonger la vie. Dans le cas d'un cancer de stade étendu, l'ICP peut empêcher ou retarder la formation de tumeurs du cancer du poumon dans le cerveau.

Le recours à cette technique doit être décidé en fonction de chaque personne, après une discussion sur les avantages et les inconvénients dans ce cas précis. Une alternative à ce type de traitement consiste à stopper tout traitement et à passer une TDM ou une IRM du cerveau tous les 6 mois.

Radiothérapie thoracique

Si le traitement systémique a permis d'obtenir une rémission complète ou partielle d'un cancer de stade étendu, il est possible d'utiliser la radiothérapie thoracique pour traiter tout cancer résiduel. On parle alors de traitement de consolidation.

La radiothérapie thoracique peut empêcher la réapparition du cancer dans le thorax et prolonger la vie.

> **«**
> **Mon apparence ne reflète pas ce que je suis à l'intérieur. Il faut rester optimiste et se battre."**

Essais cliniques

Un traitement peut également être disponible dans le cadre d'un essai clinique. Un essai clinique est un type de recherche médicale et un moyen essentiel d'évaluer de nouvelles méthodes de traitement.

Après avoir été développées et testées en laboratoire, les nouvelles méthodes potentielles de lutte contre le cancer doivent être étudiées sur des patients. S'il/elle s'avère sûr(e) et efficace lors d'un essai clinique, un médicament, un dispositif ou une approche thérapeutique peut être approuvé(e) par l'autorité de réglementation américaine en matière d'alimentation et de médicaments, la Food and Drug Administration (FDA).

Toute personne atteinte d'un cancer doit examiner attentivement toutes les options thérapeutiques possibles face à son type de cancer, y compris les traitements standard et les essais cliniques. Demandez à votre équipe soignante si un essai clinique peut être utile dans votre cas.

Phases

La plupart des essais cliniques sur le cancer sont axés sur le traitement. Les essais qui portent sur des traitements se déroulent en plusieurs phases.

- Les essais de **phase I** étudient la posologie, l'innocuité et les effets indésirables d'un médicament expérimental ou d'une approche thérapeutique. Ils recherchent également les premiers signes indiquant l'utilité du médicament ou de l'approche.
- Les essais de **phase II** étudient l'efficacité du médicament ou de l'approche contre un type de cancer bien précis.
- Les essais de **phase III** testent le médicament ou l'approche en les comparant avec un traitement standard. Si les résultats sont bons, le traitement peut être approuvé par la FDA.
- Les essais de **phase IV** étudient l'innocuité et les bénéfices à long terme d'un traitement approuvé par la FDA.

Qui peut participer ?

Chaque essai clinique comporte des règles d'admission, appelées critères d'éligibilité. Ces règles peuvent porter sur l'âge, le type et le stade du cancer, les antécédents de traitement ou l'état de santé général. Ces conditions garantissent que les participants présentent certaines spécificités communes pour pouvoir comparer la manière dont ils réagissent à un traitement particulier.

Consentement éclairé

Les essais cliniques sont gérés par un groupe d'experts appelé équipe de recherche. L'équipe de recherche examine avec vous les détails de l'étude, y compris son objectif et les risques et avantages de votre participation. Toutes ces informations sont également fournies dans un formulaire de consentement éclairé. Cet accord confirme que vous avez reçu tous les renseignements concernant votre participation à l'essai. Lisez attentivement le formulaire et posez des questions avant de le signer. Prenez le temps d'en discuter avec votre famille, vos amis ou d'autres personnes de confiance. N'oubliez pas que vous pouvez quitter l'essai clinique et chercher un traitement en dehors de celui-ci à tout moment.

Abordez le sujet

N'attendez pas qu'un professionnel de santé vous parle des essais cliniques. Abordez le sujet et renseignez-vous sur toutes les options thérapeutiques. Demandez si un essai clinique correspondant à votre situation est disponible. Si vous trouvez une étude à laquelle vous pourriez être éligible, demandez à votre équipe thérapeutique si vous remplissez les conditions requises. Si vous avez déjà commencé un traitement standard, il se peut que vous ne soyez pas éligible à certains essais cliniques. Essayez de ne pas vous décourager si vous ne pouvez pas y participer. De nouveaux essais cliniques sont disponibles régulièrement.

Questions fréquentes

Les essais cliniques font l'objet de nombreux mythes et idées reçues. De nombreuses personnes atteintes de cancer ne comprennent pas bien les avantages et les risques.

Vais-je recevoir un placebo ?

Les placebos (versions inactives de vrais médicaments) ne sont presque jamais utilisés seuls dans les essais cliniques sur le cancer. Il est courant de recevoir soit un placebo avec un traitement standard, soit un nouveau médicament avec un traitement standard. Si un essai clinique comporte un placebo, vous en serez informé(e) avant votre participation.

Dois-je payer pour participer à un essai clinique ?

La participation à un essai clinique est gratuite. Le promoteur de l'étude paie les coûts liés à la recherche, y compris le médicament à l'étude. Vous pouvez cependant avoir des frais indirectement liés à l'essai, comme le coût du transport ou de la garde des enfants pour vous rendre à des consultations supplémentaires. Pendant l'essai, vous continuerez à recevoir les soins anticancéreux habituels. Ces soins sont facturés (et souvent couverts) par l'assurance maladie. Vous devez vous acquitter du ticket modérateur et de tous les coûts de ces soins qui ne sont pas couverts par votre assurance maladie.

Trouver un essai clinique

Aux États-Unis

Centres de lutte contre le cancer du NCCN
NCCN.org/cancercenters

The National Cancer Institute (NCI)
cancer.gov/about-cancer/treatment/clinical-trials/search

Hors États-Unis

The U.S. National Library of Medicine (NLM)
clinicaltrials.gov

Besoin d'aide pour trouver un essai clinique ?

Service d'information sur le cancer (CIS) du NCI
+1.800.4.CANCER (+1.800.422.6237)
cancer.gov/contact

Soins de support

Les soins de support visent à améliorer votre qualité de vie. Ils sont aussi parfois appelés soins palliatifs, mais ne se limitent pas à cela. Les soins de support ont leur importance et sont encouragés, quel que soit le stade du cancer, pas seulement pour les personnes en fin de vie.

Les soins de support peuvent répondre à de nombreux besoins. Ils comprennent la prise en charge des problèmes de santé causés par le cancer ou son traitement. Vous pouvez obtenir de l'aide pour prendre des décisions concernant le traitement. Vous pouvez vous faire assister pour coordonner les soins entre les différents professionnels de santé.

Votre spécialiste en soins de support travaillera avec vos oncologues pour vous fournir les meilleurs soins. D'autres spécialistes peuvent être impliqués dans vos soins :

- Thérapeutes respiratoires
- Spécialistes en rééducation
- Diététiciens agréés
- Travailleurs sociaux

Effets indésirables

Tous les traitements contre le cancer peuvent provoquer des problèmes de santé indésirables. Ces problèmes de santé sont qualifiés d'effets indésirables. Certains effets indésirables peuvent être dangereux pour votre santé. D'autres peuvent simplement être désagréables.

Les effets indésirables dépendent de nombreux facteurs. Ces facteurs comprennent le type de traitement, la durée ou la dose du traitement et la personne. De nombreux effets du traitement disparaissent après la fin du traitement, notamment :

- Nausées et vomissements dus à la chimiothérapie
- Effets indésirables tels que la fièvre, les éruptions cutanées ou une inflammation dans les organes vitaux (par exemple une inflammation dans les poumons, le foie ou la thyroïde) provoqués par un inhibiteur de point de contrôle immunitaire
- Fatigue et modifications de la peau dues à la radiothérapie
- Douleur et œdème dus à une intervention chirurgicale

Les effets à long terme commencent pendant le traitement et persistent après la fin du traitement. Plus rarement, les effets se manifestent longtemps après la fin du traitement. Demandez à votre équipe thérapeutique une liste complète des effets indésirables de vos traitements.

Informez également votre équipe thérapeutique de tout nouveau symptôme ou de toute aggravation des symptômes. Il existe peut-être des moyens de vous soulager. Des moyens d'éviter certains effets indésirables sont également disponibles. Par exemple, un médicament appelé mémantine aide à prévenir le déclin des capacités de réflexion après une ICP.

Points clés

- Le traitement du cancer du poumon a progressé grâce aux systèmes de stadification et à l'utilisation de nouveaux médicaments.
- Les options pour le traitement initial d'un cancer de stade limité comprennent la chimioradiothérapie, la radiothérapie stéréotaxique ablative (SABR) et la chirurgie. Après le traitement initial, vous pouvez recevoir une chimiothérapie avec ou sans radiothérapie.
- Les options pour le traitement initial d'un cancer de stade étendu sont la chimio-immunothérapie et la chimiothérapie. Certaines personnes reçoivent une radiothérapie pour prévenir ou soulager les symptômes causés par le cancer.
- La réponse au traitement sera évaluée. Vous pouvez recevoir une radiothérapie du cerveau ou du thorax si les conditions sont réunies.
- De nouvelles méthodes de lutte contre le cancer sont étudiées sur des patients dans le cadre d'essais cliniques. Un essai clinique peut être une option en plus du traitement standard.
- Les soins de support visent à améliorer votre qualité de vie. L'un des principaux objectifs des soins de support est de soulager les symptômes causés par le traitement du cancer.

Les soins de support s'adressent à tout le monde, pas seulement aux personnes en fin de vie.

Utilisez les ressources à votre disposition et prenez soin de vous dans votre globalité, sans vous limiter à votre cancer.

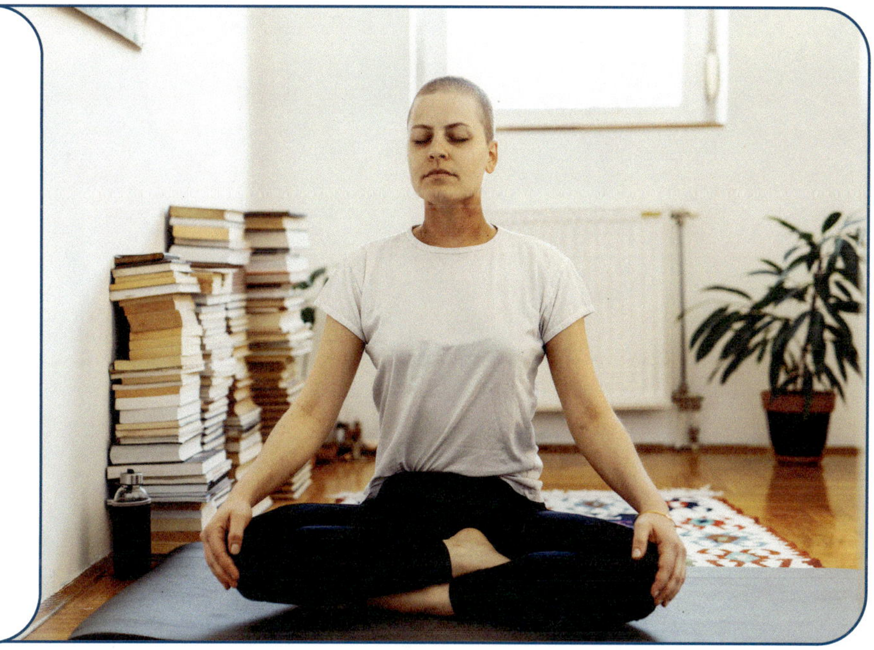

5

Surveillance et traitement ultérieur

Les professionnels de santé qui s'occupent de votre cancer vous remettront un programme de soins à la fin du traitement initial. Ce programme comprendra des visites de suivi, les effets tardifs possibles et des objectifs pour un mode de vie sain. Ce chapitre aborde plus en détail les étapes qui suivent le traitement.

Visites de suivi

Vous verrez souvent votre équipe soignante après la fin du traitement. Il est très important de surveiller les signes de réapparition ou d'aggravation du cancer. La réapparition du cancer s'appelle une rechute ou récidive. Le dépistage régulier d'une récidive s'appelle la surveillance. La surveillance peut permettre de détecter un cancer de stade précoce et de le traiter à temps.

Lors des visites de suivi, votre prestataire de santé vous interrogera sur vos antécédents médicaux et procédera à un examen clinique. Des analyses de sang peuvent être prescrites si nécessaire. Reportez-vous au **Guide 5** pour un calendrier des visites avec votre prestataire de soins en cancérologie.

Guide 5
À quelle fréquence devez-vous consulter votre cancérologue après le traitement ?

Cancer de stade limité	Au cours de la première année	Tous les 3 mois
	Au cours de la deuxième année	Tous les 3 mois
	Au cours de la troisième année	Tous les 6 mois
	Au cours de la quatrième année	Une fois par an
	Au cours de la cinquième année	Une fois par an
	Au cours de la sixième année et au-delà	Une fois par an
Cancer de stade étendu	Au cours de la première année	Tous les 2 mois
	Au cours de la deuxième année	Tous les 3 à 4 mois
	Au cours de la troisième année	Tous les 3 à 4 mois
	Au cours de la quatrième année	Tous les 6 mois
	Au cours de la cinquième année	Tous les 6 mois
	Au cours de la sixième année et au-delà	Une fois par an

Imagerie

Votre professionnel de santé vous prescrira une TDM. Il s'agit d'un examen au cours duquel vous serez allongé(e) dans un appareil qui prend de nombreuses radiographies en même temps. Il permet de détecter une éventuelle rechute. Une TDM du thorax, de l'abdomen et parfois, du bassin peut être effectuée tous les 2 à 6 mois. Si un nouveau nodule pulmonaire est détecté, d'autres examens seront nécessaires pour confirmer qu'il s'agit bien d'un cancer.

Une IRM (un autre examen lors duquel vous êtes allongé(e) dans un appareil qui prend des clichés à l'aide d'aimants) peut révéler de petites tumeurs cérébrales qui ne provoquent pas de symptômes. Un liquide appelé produit de contraste doit être injecté dans une veine afin de mieux voir les vaisseaux sanguins.

Si l'IRM ne peut pas être réalisée, vous pourrez bénéficier d'une TDM avec contraste de la tête. L'IRM ou TDM cérébrale doit être effectuée tous les 3 à 4 mois pendant la première année suivant le traitement. Au cours de la deuxième année, cette imagerie doit être réalisée tous les 6 mois.

Gestion des effets indésirables

Tous les traitements contre le cancer peuvent provoquer des problèmes de santé appelés effets indésirables. De nombreux effets du traitement disparaissent rapidement après la fin du traitement. Les nausées et les vomissements en sont un exemple. Les effets à long terme commencent pendant le traitement et persistent après la fin du traitement. Parfois (mais plus rarement), les effets commencent longtemps après la fin du traitement. On parle alors d'effets tardifs.

Lors des visites de suivi, votre équipe soignante évaluera les effets indésirables. Elle fournira un traitement pour les effets indésirables si nécessaire.

Pour en savoir plus sur les effets indésirables, consultez le document *NCCN Guidelines for Patients : soins aux survivants pour les effets tardifs et à long terme liés au cancer,* disponible sur NCCN.org/patientguidelines et sur l'application NCCN Patient Guides for Cancer.

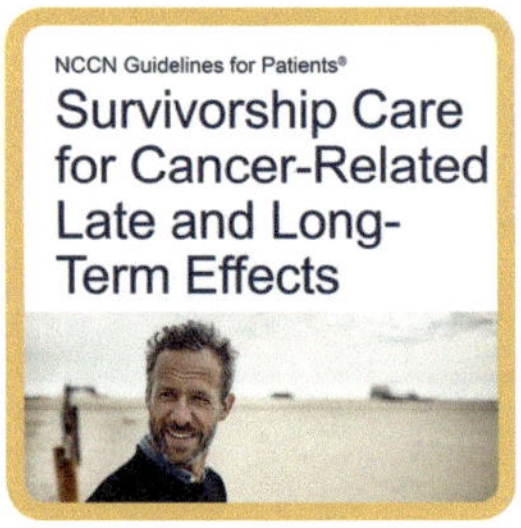

Mode de vie sain

Une autre partie des soins de suivi consiste à prévenir les maladies. Ces soins peuvent inclure la vaccination contre la grippe, l'herpès, le zona et d'autres maladies. Les nettoyages et examens dentaires réguliers peuvent également prévenir les maladies.

Les principes d'un mode de vie sain comprennent également les éléments suivants :

- Consulter régulièrement un médecin généraliste
- Être physiquement actif et éviter l'inactivité
- Manger sainement
- Limiter ou éviter la consommation d'alcool
- Atteindre et maintenir un poids sain
- Ne pas fumer
- Éviter les infections et se faire vacciner selon les recommandations

Pour en savoir plus sur les moyens de maintenir un bon état de santé, consultez le document *NCCN Guidelines for Patients : soins aux survivants pour une vie saine*, disponible sur NCCN.org/patientguidelines et sur l'application NCCN Patient Guides for Cancer.

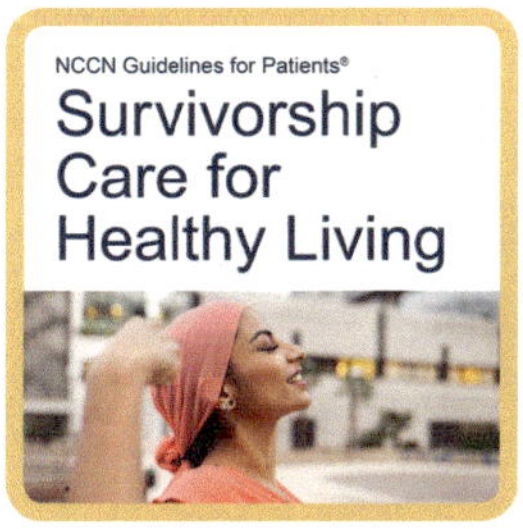

« Demandez à votre oncologue une liste des effets indésirables possibles juste avant chaque traitement. Suivez vos effets indésirables et signalez-les à votre médecin. »

Si vous présentez un risque élevé de développer certains cancers, vous pouvez vous inscrire à un programme de dépistage. Le dépistage du cancer consiste à effectuer des examens de routine pour détecter les cancers courants avant l'apparition des symptômes.

Le dépistage peut concerner les cancers suivants :

- Cancer de la prostate
- Cancer du sein
- Cancer du col de l'utérus
- Cancer colorectal
- Cancer de la peau

Traitement d'une récidive

Le CBPC récidive chez la plupart des personnes. Les médecins utilisent l'indice de performance pour décider quels traitements sont les plus sûrs dans votre situation. L'indice de performance est votre capacité à effectuer les activités quotidiennes. Il se compose de cinq scores allant de 0 à 5. Les scores les plus bas correspondent à une meilleure capacité à prendre soin de soi.

Le traitement systémique est une option thérapeutique pour les personnes dont le score de performance est compris entre 0 et 2. Les

Guide 6
Options thérapeutiques en cas de récidive

Options privilégiées	Topotécan
	Lurbinectédine
	Essai clinique*
	Tarlatamab-dlle
Autres options	Paclitaxel
	Docétaxel
	Irinotécan
	Témozolomide
	Cyclophosphamide, doxorubicine et vincristine (CAV)
	Étoposide par voie orale
	Vinorelbine
	Gemcitabine
	Nivolumab
	Pembrolizumab
	Bendamustine

* Non recommandé en cas de récidive après plus de 6 mois.

options diffèrent selon le délai de survenue de la récidive : moins de 6 mois ou plus de 6 mois après le traitement systémique.

Reportez-vous au **Guide 6** pour une liste des options thérapeutiques en cas de récidive de la maladie.

Si une récidive survient avant 6 mois, les options privilégiées sont la chimiothérapie ou un essai clinique.

Si une récidive survient après 6 mois, l'option privilégiée est le même traitement systémique que votre traitement initial. Ainsi, si la chimiothérapie a été votre traitement initial, vous pouvez recevoir à nouveau cette chimiothérapie pour traiter une récidive du CBPC.

Les autres options sont la chimiothérapie et l'immunothérapie. Le pembrolizumab (Keytruda) et le nivolumab (Opdivo) sont des inhibiteurs de point de contrôle immunitaire.

Si le traitement risque de faire plus de mal que de bien, les soins de support sont une option. Les soins de support visent à améliorer la qualité de vie. On les appelle également des soins palliatifs. Les soins de support peuvent inclure la radiothérapie pour soulager les symptômes.

Points clés

- Vos prestataires de soins en cancérologie surveilleront les signes de réapparition du cancer du poumon. Le dépistage régulier des récidives du cancer s'appelle la surveillance.
- Certains effets indésirables apparaissent à long terme, voire des années plus tard.
- Informez votre équipe soignante de tout nouveau symptôme ou de toute aggravation des symptômes. Il existe des moyens de prévenir ou de traiter la plupart des effets indésirables.
- Si vous présentez un risque élevé de développer certains cancers, vous pouvez vous inscrire à un programme de dépistage.
- Le traitement d'une récidive comprend la chimiothérapie, l'immunothérapie et les essais cliniques. Si le traitement risque de faire plus de mal que de bien, il est possible de recourir à des soins de support pour améliorer votre qualité de vie.

6

Choix du traitement

Il est primordial que vous soyez à l'aise avec le traitement choisi. Cette décision implique une conversation franche et honnête avec votre équipe soignante.

Le choix vous appartient

Dans le cadre d'une prise de décision commune, vous échangez des informations avec votre équipe soignante, vous discutez des options et vous convenez d'un plan de traitement. Cela commence par une conversation franche et honnête avec votre équipe.

Les décisions relatives au traitement sont très personnelles. Ce qui est important pour vous ne l'est pas nécessairement pour quelqu'un d'autre. Certains éléments peuvent être déterminants lors de votre prise de décision :

- ce que vous voulez et en quoi cela peut différer de ce que veulent les autres ;
- vos croyances religieuses et spirituelles ;
- vos sentiments à l'égard de certains traitements ;
- vos sentiments concernant la douleur ou les effets indésirables ;
- le coût du traitement, les trajets pour se rendre dans les centres de traitement et l'absentéisme au travail ou dans les études ;
- la qualité et la durée de vie ;
- votre degré d'activité et les activités qui sont importantes pour vous.

Réfléchissez à ce que vous attendez du traitement. Discutez ouvertement des risques et des avantages de certains traitements et interventions. Évaluez les options et faites part de vos inquiétudes à votre équipe soignante. Si vous prenez le temps d'établir une relation de confiance avec votre équipe, vous vous sentirez soutenu(e) au moment d'examiner les options et de choisir le traitement.

Deuxième avis

Il est normal de vouloir commencer le traitement le plus tôt possible. Même s'il ne faut pas ignorer le cancer, vous avez le temps de demander à un autre spécialiste d'examiner les résultats de vos examens et analyses et de vous proposer un plan de traitement. Il s'agit d'obtenir un deuxième avis, et c'est une démarche normale dans la prise en charge du cancer. Même les médecins demandent un deuxième avis !

Comment vous préparer au mieux ?

- Vérifiez les règles de votre mutuelle en matière de deuxième avis. Il se peut que vous deviez prendre à votre charge les consultations des médecins qui ne font pas partie de votre régime d'assurance.
- Faites en sorte que des copies de tous vos dossiers soient envoyées au médecin que vous consulterez pour un deuxième avis.

Groupes de soutien

De nombreuses personnes ayant reçu un diagnostic de cancer trouvent que les groupes de soutien sont utiles. Dans les groupes de soutien, on rencontre souvent des personnes à différents stades du traitement. Certaines personnes viennent d'être diagnostiquées, d'autres ont terminé leur traitement. Si votre hôpital ou votre communauté ne propose pas de groupes de soutien pour les personnes atteintes d'un cancer, consultez les sites Internet indiqués dans cet ouvrage.

Questions à poser

Vous trouverez dans les pages qui suivent une liste de questions à poser à votre équipe soignante. N'hésitez pas à utiliser ces questions ou à formuler les vôtres.

Questions sur les examens liés au cancer

1. Quels sont les examens que je dois passer ?
2. Ces examens présentent-ils des risques ?
3. Mon assurance prendra-t-elle en charge tous les examens que vous recommandez ?
4. Dois-je faire quelque chose pour me préparer à ces examens ?
5. Dois-je venir accompagné(e) aux rendez-vous ?
6. Où dois-je me rendre pour réaliser ces examens et combien de temps cela prendra-t-il ?
7. Si l'un de ces examens est douloureux, que ferez-vous pour me soulager ?
8. Dans combien de temps connaîtrai-je les résultats et qui me les expliquera ?
9. Puis-je avoir une copie du compte rendu d'anatomopathologie et des résultats des autres examens ?
10. Existe-t-il un portail en ligne réunissant mes résultats ?

Questions sur les options thérapeutiques

1. Quelles sont mes options thérapeutiques ?
2. Un essai clinique est-il une option pour moi ?
3. Que se passera-t-il si je ne fais rien ?
4. Suggérez-vous d'autres options que celles recommandées par le NCCN ? Si oui, pourquoi ?
5. Comment mon âge, mon sexe, mon état de santé général et d'autres facteurs influencent-ils mes options ?
6. Que se passera-t-il si je suis enceinte ou si je prévois de l'être ?
7. Y a-t-il un traitement qui permette d'éliminer ou de maîtriser le cancer à long terme ?
8. Quels sont les effets indésirables des traitements ?
9. Comment obtenir un deuxième avis ?
10. Combien de temps ai-je pour décider du traitement ; y a-t-il un travailleur social ou quelqu'un qui pourrait m'aider à prendre une décision ?

Questions sur les ressources et le soutien

1. À qui puis-je m'adresser pour obtenir de l'aide en matière de logement, de nourriture et d'autres besoins fondamentaux ?
2. Quelles sont les aides disponibles en matière de transport, de garde d'enfants et d'aide à domicile ?
3. Qui peut me renseigner sur les possibilités d'assurance maladie qui s'offrent à moi et m'aider à demander une mutuelle ?
4. Combien devrai-je débourser pour ce traitement ? Quelle est la part prise en charge par mon assurance pour les médicaments et d'autres traitements ?
5. Qui peut m'aider à gérer ma situation professionnelle ou scolaire ?
6. Comment puis-je entrer en contact avec d'autres personnes et mettre en place un système de soutien ?
7. À qui puis-je m'adresser si je ne me sens pas en sécurité chez moi, au travail ou dans mon quartier ?

Questions sur ce à quoi s'attendre

1. Cet hôpital ou ce centre de lutte contre le cancer propose-t-il le meilleur traitement pour moi ?
2. Ai-je le choix de la date de début du traitement ?
3. Quelle sera la durée du traitement ?
4. Mon assurance couvrira-t-elle le traitement que vous recommandez ?
5. Existe-t-il des programmes pour m'aider à payer le traitement ?
6. Quels sont les soins et les services de support mis à ma disposition et à celle de mes aidants ?
7. À qui dois-je m'adresser pour poser des questions ou faire part de mes inquiétudes si le cabinet est fermé ?
8. Comment saurez-vous que le traitement est efficace ?
9. Quels sont les risques d'aggravation ou de récidive du cancer ?
10. Quels sont les soins de suivi nécessaires après le traitement ?

Questions sur les effets indésirables

1. Quels sont les complications et les effets indésirables possibles du traitement ?
2. Le cancer lui-même provoque-t-il des effets indésirables ?
3. Quels sont les effets indésirables les plus fréquents et combien de temps durent-ils en général ?
4. Quels sont les effets indésirables graves ou potentiellement mortels ?
5. Existe-t-il des effets indésirables permanents ou à long terme ?
6. Quels symptômes dois-je signaler immédiatement et qui dois-je contacter ?
7. Que puis-je faire pour prévenir ou soulager les effets indésirables de ce traitement ?
8. Certains médicaments aggravent-ils les effets indésirables ?
9. Certains effets indésirables s'atténuent-ils ou s'aggravent-ils avec le temps ?
10. Comptez-vous arrêter le traitement ou le modifier en cas d'effets indésirables graves ?

Questions sur les essais cliniques

1. Me recommandez-vous d'envisager un essai clinique pour le traitement ?
2. Comment puis-je trouver des essais cliniques auxquels je peux participer ?
3. Quels sont les traitements utilisés dans l'essai clinique ?
4. Le traitement a-t-il été utilisé pour d'autres types de cancer ?
5. Quels sont les risques et les avantages de ce traitement ?
6. Quels sont les effets indésirables auxquels je dois m'attendre et comment seront-ils pris en charge ?
7. Pendant combien de temps vais-je participer à cet essai clinique ?
8. Pourrai-je recevoir un autre traitement si celui-ci ne fonctionne pas ?
9. Comment saurez-vous que le traitement est efficace ?
10. L'essai clinique me coûtera-t-il quelque chose ?

Questions sur l'expérience de votre équipe soignante

1. Détenez-vous un certificat de spécialiste ? Si oui, dans quel domaine ?
2. Quelles sont votre expérience et celle de votre équipe dans le traitement de ce type de cancer ?
3. Combien de patients comme moi (du même âge, du même sexe, de la même origine ethnique) avez-vous traités ?
4. Allez-vous consulter des experts pour discuter de mes soins ? Qui allez-vous consulter ?
5. Ce traitement (ou cette intervention) représente-t-il une part importante de votre pratique ? Combien de fois avez-vous effectué ce traitement (ou cette intervention) au cours de l'année écoulée ?
6. Combien de vos patients ont eu des complications ? Quelles ont été les complications ?

Ressources

American Lung Association
lung.org/lung-health-diseases/lung-disease-lookup/lung-cancer

Cancer*Care*
Cancercare.org

Caring Ambassadors Program, Inc.
LungCancerCAP.org

Free Me from Lung Cancer
freemefromlungcancer.org

GO2 Foundation for Lung Cancer
go2foundation.org

Imerman Angels
Imermanangels.org

LiveLung (Dusty Joy Foundation)
dustyjoy.org

LUNGevity
Lungevity.org

Lung Cancer Action Network (LungCAN)
lungcan.org

Lung Cancer Research Foundation
lungcancerresearchfoundation.org

National Coalition for Cancer Survivorship
canceradvocacy.org

Triage Cancer
triagecancer.org

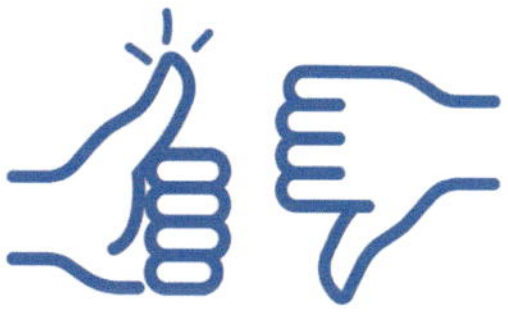

Donnez-nous votre avis !

Veuillez prendre un moment pour répondre à une enquête en ligne sur les NCCN Guidelines for Patients.

NCCN.org/patients/response

Mots-clés

alvéoles
Minuscules sacs dans les poumons où se déroulent les échanges gazeux avec le sang.

analyse des biomarqueurs
Analyse de toute molécule présente dans votre corps qui peut être mesurée pour évaluer votre santé.

anatomopathologiste
Médecin spécialisé dans l'analyse des cellules et des tissus pour dépister des maladies.

antécédents médicaux
Compte rendu de tous les événements liés à votre santé et des médicaments que vous avez pris.

arcthérapie volumétrique avec modulation d'intensité (VMAT)
Traitement par radiations délivrées en forme d'arc autour de la tumeur.

azote uréique sanguin (AUS)
Quantité d'azote uréique (un déchet) dans le sang.

biopsie
Intervention visant à prélever des échantillons de tissus ou de liquides pour les soumettre à des tests de dépistage de maladies.

biopsie endobronchique guidée par échographie
Intervention consistant à prélever du tissu pulmonaire à l'aide d'une aiguille placée sur un dispositif d'imagerie et guidée dans la trachée.

biopsie œsophagienne guidée par échographie
Intervention consistant à prélever du tissu pulmonaire à l'aide d'une aiguille placée sur un dispositif d'imagerie et guidée dans l'œsophage.

bronche
Une des deux voies respiratoires principales qui s'étendent dans les poumons.

bronches
Les deux voies respiratoires qui s'étendent de la trachée aux poumons.

bronchioles
Petites voies respiratoires situées à l'intérieur des poumons.

cancer bronchique à petites cellules (CBPC)
Cancer des petites cellules rondes du poumon.

cancer du poumon non à petites cellules (CPNPC)
Cancer qui apparaît dans les cellules du poumon qui ne sont pas de petite taille.

carcinome
Cancer des cellules qui tapissent les surfaces internes ou externes du corps.

cellule neuroendocrine
Cellule qui aide à guérir les cellules lésées.

chimioradiothérapie
Traitement du cancer à l'aide de médicaments qui tuent les cellules et de rayons de haute énergie.

chimiothérapie
Médicaments anticancéreux qui interrompent le cycle de vie des cellules afin qu'elles ne se multiplient plus.

chimiothérapie par doublet de platine
Traitement à base de deux médicaments tueurs de cellules, dont l'un contient du platine.

chirurgie
Opération visant à retirer ou à réparer une partie du corps.

chirurgien thoracique
Médecin spécialiste des interventions chirurgicales qui touchent les organes thoraciques.

classification de la VA (Veterans Administration)
Premier système créé pour stadifier le cancer bronchique à petites cellules.

classification TNM (Tumor, Node, Metastasis)
Système de stadification du cancer basé sur trois zones de croissance du cancer (tumeur, ganglions, métastases).

contraste
Colorant introduit dans votre corps pour rendre les images plus précises lors des examens d'imagerie.

créatinine
Déchet produit par les muscles que les reins filtrent du sang vers l'urine.

détenteurs d'un certificat de spécialiste
Statut pour les professionnels de santé ayant terminé leur formation dans un domaine spécialisé de la médecine.

diagnostic
Identification d'une maladie d'après des examens.

échographie
Examen qui utilise des ondes sonores pour réaliser des images de l'intérieur du corps.

effet indésirable
Réponse physique ou émotionnelle anormale ou désagréable à un traitement.

essai clinique
Type de recherche qui évalue l'efficacité des tests de santé ou des traitements chez les personnes.

examen clinique
Examen du corps réalisé par un spécialiste de la santé afin de déceler des signes de maladies.

explorations fonctionnelles respiratoires
Ensemble de tests respiratoires permettant d'évaluer la force des poumons.

ganglion lymphatique
Petite structure en forme de haricot qui combat les maladies.

hémogramme
Analyse biologique qui mesure les éléments du sang.

imagerie par résonance magnétique (IRM)
Examen qui utilise des ondes radio et des aimants puissants pour prendre des clichés de l'intérieur du corps.

immunothérapie
Traitement médicamenteux qui aide le corps à repérer les cellules cancéreuses et à les détruire.

indice de performance
Évaluation de la capacité d'une personne à effectuer des activités quotidiennes.

intervenant pivot
Professionnel chargé d'aider les personnes à obtenir les informations médicales et les services dont elles ont besoin.

invasion
Développement des cellules cancéreuses à partir de leur point de départ vers un autre tissu.

irradiation crânienne prophylactique (ICP)
Prévention de la propagation du cancer au cerveau par radiothérapie.

irradiation encéphalique totale (IET)
Traitement par irradiation de l'ensemble du cerveau.

lobe
Division clairement visible d'un organe.

lobectomie
Opération consistant à retirer un lobe entier d'un organe.

médiastin
Zone du thorax située entre les poumons.

médiastinoscopie
Procédure permettant d'effectuer des interventions dans le thorax à l'aide d'un dispositif passé à travers une petite incision dans la peau.

métastase
Propagation du cancer de la première tumeur vers une autre partie du corps.

NCCN
National Comprehensive Cancer Network

pléthysmographie corporelle
Test permettant de déterminer la quantité d'air dans vos poumons après l'inspiration ou l'expiration.

pneumologue
Médecin spécialisé dans les maladies des poumons.

pronostic
Évolution et issue probable d'une maladie d'après des examens.

radiochirurgie stéréotaxique (SR)
Traitement d'une tumeur cérébrale par radiothérapie à forte dose en une ou quelques séances.

radiologue thoracique
Médecin spécialisé dans l'interprétation des examens d'imagerie du thorax.

radio-oncologue
Médecin spécialisé dans le traitement des cancers par radiothérapie.

radiothérapie
Traitement qui utilise une énergie de forte intensité pour tuer les cellules cancéreuses.

radiothérapie conformationnelle avec modulation d'intensité (RCMI)
Traitement par radiothérapie utilisant de petits faisceaux de différentes intensités.

radiothérapie externe (RTE)
Traitement du cancer par radiations délivrées à partir d'un appareil situé à l'extérieur du corps.

radiothérapie stéréotaxique ablative (SABR)
Traitement par radiothérapie à forte dose en une ou quelques séances. Également appelée radiothérapie corporelle stéréotaxique (SBRT).

radiothérapie tridimensionnelle conformationnelle (RCT-3D)
Traitement par radiothérapie utilisant des faisceaux adaptés à la forme de la tumeur.

soins de support
Soins visant à soulager les symptômes, mais pas à traiter le cancer. Parfois appelés soins palliatifs.

spirométrie
Test utilisant un tube pour mesurer la vitesse à laquelle vous respirez.

stade clinique
Évaluation de l'étendue du cancer avant le début du traitement.

stade du cancer
Évaluation des perspectives d'un cancer en fonction de sa croissance et de sa propagation.

système respiratoire
Ensemble des organes qui assurent les transferts gazeux vers l'intérieur et vers l'extérieur de l'organisme.

test de la capacité de diffusion pulmonaire
Test utilisant un gaz inoffensif pour mesurer la quantité d'air que vous pouvez expirer.

tests de la fonction hépatique
Analyse biologique qui mesure les substances chimiques fabriquées ou traitées par le foie.

thoracoscopie
Procédure permettant d'effectuer des interventions dans le thorax à l'aide d'un dispositif passé à travers une petite incision dans la peau. Également appelée chirurgie thoracique vidéoassistée (CTVA).

tomodensitométrie (TDM)
Examen qui utilise des rayons X sous plusieurs angles pour obtenir une image de l'intérieur du corps. On parle également de scanner.

tomographie par émission de positons (TEP)
Examen qui utilise un matériau radioactif pour voir la forme et le fonctionnement de parties du corps.

tomographie par émission de positons/ tomodensitométrie (TEP/TDM)
Examen qui utilise deux méthodes d'imagerie pour montrer la forme et le fonctionnement des tissus.

traitement d'entretien
Phase de traitement destinée à prolonger les bons résultats du traitement.

tumeur primaire
Masse principale d'un certain type de cellule cancéreuse.

partagez votre expérience avec nous.

Répondez à notre enquête et contribuez à améliorer les NCCN Guidelines for Patients pour tout le monde !

NCCN.org/patients/comments

Contributeurs du NCCN

Ce guide à destination des patients est basé sur les NCCN Clinical Practice Guidelines in Oncology (NCCN Guidelines®) pour le cancer bronchique à petites cellules, version 3.2024. Il a été adapté, révisé et publié avec l'aide des personnes suivantes :

Dorothy A. Shead, MS
Senior Director
Patient Information Operations

Tim Rinehart
Medical Writer

Susan Kidney
Senior Graphic Design Specialist

Les NCCN Clinical Practice Guidelines in Oncology (NCCN Guidelines®) pour le cancer bronchique à petites cellules, version 3.2024 ont été élaborées par les membres du groupe d'experts du NCCN suivants :

*Apar Kishor P. Ganti, MD, Chair
Fred & Pamela Buffett Cancer Center

Billy W. Loo, Jr., MD, PhD/Vice Chair
Stanford Cancer Institute

Shahed Badiyan, MD
UT Southwestern Simmons Comprehensive Cancer Center

Michael Bassetti, MD
University of Wisconsin Carbone Cancer Center

Christine Bestvina, MD
The UChicago Medicine Comprehensive Cancer Center

Anne Chiang, MD, PhD
Yale Cancer Center/Smilow Cancer Hospital

Christopher A. D'Avella, MD
Abramson Cancer Center at the University of Pennsylvania

Megan Daly, MD
UC Davis Comprehensive Cancer Center

Afshin Dowlati, MD
Case Comprehensive Cancer Center/ University Hospitals Seidman Cancer Center and Cleveland Clinic Taussig Cancer Institute

Robert J. Downey, MD
Memorial Sloan Kettering Cancer Center

*Martin Edelman, MD
Fox Chase Cancer Center

*Charles Florsheim, JD
Patient Advocate

Kathryn A. Gold, MD
UC San Diego Moores Cancer Center

Jonathan W. Goldman, MD
UCLA Jonsson Comprehensive Cancer Center

John C. Grecula, MD
The Ohio State University Comprehensive Cancer Center - James Cancer Hospital and Solove Research Institute

Christine Hann, MD, PhD
The Sidney Kimmel Comprehensive Cancer Center at Johns Hopkins

Wade Iams, MD
Vanderbilt-Ingram Cancer Center

Maya Khalil, MD
O'Neal Comprehensive Cancer Center at UAB

Jyoti Malhotra, MD
City of Hope National Medical Center

Robert E. Merritt, MD
The Ohio State University Comprehensive Cancer Center - James Cancer Hospital and Solove Research Institute

*Nisha Mohindra, MD
Robert H. Lurie Comprehensive Cancer Center of Northwestern University

Julian R. Molina, MD, PhD
Mayo Clinic Comprehensive Cancer Center

Cesar Moran, MD
The University of Texas MD Anderson Cancer Center

Claire Mulvey, MD
UCSF Helen Diller Family Comprehensive Cancer Center

*Evan Osmundson, MD
Vanderbilt-Ingram Cancer Center

Shiven Patel, MD
Huntsman Cancer Institute at the University of Utah

Tejas Patil, MD
University of Colorado Cancer Center

Chinh Phan, DO
UC Davis Comprehensive Cancer Center

Saraswati Pokharel, MD
Roswell Park Comprehensive Cancer Center

Sonam Puri, MD
Huntsman Cancer Institute at the University of Utah

*Angel Qin, MD
University of Michigan Rogel Cancer Center

Jacob Sands, MD
Dana Farber/Brigham and Women's Cancer Center

*Rafael Santana-Davila, MD
Fred Hutchinson Cancer Center

Michael Shafique, MD
Moffitt Cancer Center

*Misty Shields, MD, PhD
Indiana University Melvin and Bren Simon Comprehensive Cancer Center

Tina Tailor, MD
Duke Cancer Institute

*Saiama N. Waqar, MD
Siteman Cancer Center at Barnes-Jewish Hospital and Washington University School of Medicine

NCCN

Carly J. Cassara, MSc
Swathi Ramakrishnan, PhD

* A révisé ce guide à destination des patients. Pour les déclarations d'intérêt, rendez-vous sur NCCN.org/disclosures.

Centres de lutte contre le cancer du NCCN

Abramson Cancer Center
at the University of Pennsylvania
Philadelphie, Pennsylvanie
+1 800.789.7366 • pennmedicine.org/cancer

Case Comprehensive Cancer Center/
University Hospitals Seidman Cancer Center and
Cleveland Clinic Taussig Cancer Institute
Cleveland, Ohio
UH Seidman Cancer Center
+1 800.641.2422 • uhhospitals.org/services/cancer-services
CC Taussig Cancer Institute
+1 866.223.8100 • my.clevelandclinic.org/departments/cancer
Case CCC
+1 216.844.8797 • case.edu/cancer

City of Hope National Medical Center
Duarte, Californie
+1 800.826.4673 • cityofhope.org

Dana-Farber/Brigham and Women's Cancer Center | Mass General Cancer Center
Boston, Massachusetts
+1 877.442.3324 • youhaveus.org
+1 617.726.5130 - massgeneral.org/cancer-center

Duke Cancer Institute
Durham, Caroline du Nord
+1 888.275.3853 • dukecancerinstitute.org

Fox Chase Cancer Center
Philadelphie, Pennsylvanie
+1 888.369.2427 • foxchase.org

Fred & Pamela Buffett Cancer Center
Omaha, Nebraska
+1 402.559.5600 • unmc.edu/cancercenter

Fred Hutchinson Cancer Center
Seattle, Washington
+1 206.667.5000 • fredhutch.org

Huntsman Cancer Institute at the University of Utah
Salt Lake City, Utah
+1 800.824.2073 • healthcare.utah.edu/huntsmancancerinstitute

Indiana University Melvin and Bren Simon
Comprehensive Cancer Center
Indianapolis, Indiana
+1 888.600.4822 • www.cancer.iu.edu

Mayo Clinic Comprehensive Cancer Center
Phoenix/Scottsdale, Arizona
Jacksonville, Floride
Rochester, Minnesota
+1 480.301.8000 • Arizona
+1 904.953.0853 • Floride
+1 507.538.3270 • Minnesota
mayoclinic.org/cancercenter

Memorial Sloan Kettering Cancer Center
New York, New York
+1 800.525.2225 • mskcc.org

Moffitt Cancer Center
Tampa, Floride
+1 888.663.3488 • moffitt.org

O'Neal Comprehensive Cancer Center at UAB
Birmingham, Alabama
+1 800.822.0933 • uab.edu/onealcancercenter

Robert H. Lurie Comprehensive Cancer Center
of Northwestern University
Chicago, Illinois
+1 866.587.4322 • cancer.northwestern.edu

Roswell Park Comprehensive Cancer Center
Buffalo, New York
+1 877.275.7724 • roswellpark.org

Siteman Cancer Center at Barnes-Jewish Hospital
and Washington University School of Medicine
St. Louis, Missouri
+1 800.600.3606 • siteman.wustl.edu

St. Jude Children's Research Hospital/
The University of Tennessee Health Science Center
Memphis, Tennessee
+1 866.278.5833 • stjude.org
+1 901.448.5500 • uthsc.edu

Stanford Cancer Institute
Stanford, Californie
+1 877.668.7535 • cancer.stanford.edu

The Ohio State University Comprehensive Cancer Center -
James Cancer Hospital and Solove Research Institute
Columbus, Ohio
+1 800.293.5066 • cancer.osu.edu

The Sidney Kimmel Comprehensive
Cancer Center at Johns Hopkins
Baltimore, Maryland
+1 410.955.8964
www.hopkinskimmelcancercenter.org

The UChicago Medicine Comprehensive Cancer Center
Chicago, Illinois
+1 773.702.1000 • uchicagomedicine.org/cancer

The University of Texas MD Anderson Cancer Center
Houston, Texas
+1 844.269.5922 • mdanderson.org

UC Davis Comprehensive Cancer Center
Sacramento, Californie
+1 916.734.5959 • +1 800.770.9261
health.ucdavis.edu/cancer

UC San Diego Moores Cancer Center
La Jolla, Californie
+1 858.822.6100 • cancer.ucsd.edu

UCLA Jonsson Comprehensive Cancer Center
Los Angeles, Californie
+1 310.825.5268 • uclahealth.org/cancer

UCSF Helen Diller Family Comprehensive Cancer Center
San Francisco, Californie
+1 800.689.8273 • cancer.ucsf.edu

University of Colorado Cancer Center
Aurora, Colorado
+1 720.848.0300 • coloradocancercenter.org

University of Michigan Rogel Cancer Center
Ann Arbor, Michigan
+1 800.865.1125 • rogelcancercenter.org

University of Wisconsin Carbone Cancer Center
Madison, Wisconsin
+1 608.265.1700 • uwhealth.org/cancer

UT Southwestern Simmons Comprehensive Cancer Center
Dallas, Texas
+1 214.648.3111 • utsouthwestern.edu/simmons

Vanderbilt-Ingram Cancer Center
Nashville, Tennessee
+1 877.936.8422 • vicc.org

Yale Cancer Center/Smilow Cancer Hospital
New Haven, Connecticut
+1 855.4.SMILOW • yalecancercenter.org

Votre opinion nous intéresse !

Notre objectif est de fournir des informations utiles et faciles à comprendre sur le cancer.

Répondez à notre enquête pour nous indiquer nos points forts et ce que nous pourrions améliorer.

NCCN.org/patients/feedback

Index